研究の育て方

ゴールとプロセスの「見える化」

近藤 克則

千葉大学予防医学センター社会予防医学研究部門 教授
国立長寿医療研究センター 老年学・社会科学研究センター 老年学評価研究部長

JN231775

医学書院

著者略歴

近藤克則（こんどうかつのり）

1983 年千葉大学医学部卒業．船橋二和病院リハビリテーション科科長などを経て，1997 年日本福祉大学社会福祉学部助教授，2000 年ケント大学カンタベリー校（イギリス）客員研究員，2003 年日本福祉大学教授．2014 年から千葉大学予防医学センター社会予防医学研究部門教授，同大学院医学研究院公衆衛生学教授を務める．国立長寿医療研究センター老年学・社会科学研究センター老年学評価研究部長（2016 年〜），日本福祉大学客員教授（2014 年〜）も併任．一般社団法人日本老年学的評価研究機構代表理事（2018 年〜）．

主著に『「医療費抑制の時代」を超えて—イギリスの医療・福祉改革』（医学書院），『健康格差社会—何が心と健康を蝕むのか』（医学書院，2006 年度社会政策学会賞奨励賞受賞），『医療・福祉マネジメント—福祉社会開発に向けて』（ミネルヴァ書房），『『健康の社会的決定要因」—疾患・状態別「健康格差」レビュー』（編著，日本公衆衛生協会），『健康格差社会への処方箋』（医学書院）など．

研究の育て方—ゴールとプロセスの「見える化」

発　　行　　2018 年 10 月 15 日　　第 1 版第 1 刷ⓒ
　　　　　　2020 年 2 月 15 日　　第 1 版第 5 刷
著　　者　　近藤克則
発行者　　株式会社　医学書院
　　　　　　代表取締役　金原　俊
　　　　　　〒113-8719　東京都文京区本郷 1-28-23
　　　　　　電話　03-3817-5600（社内案内）
印刷・製本　三報社印刷

本書の複製権・翻訳権・上映権・譲渡権・貸与権・公衆送信権（送信可能化権を含む）は株式会社医学書院が保有します．

ISBN978-4-260-03674-0

本書を無断で複製する行為（複写，スキャン，デジタルデータ化など）は，「私的使用のための複製」など著作権法上の限られた例外を除き禁じられています．大学，病院，診療所，企業などにおいて，業務上使用する目的（診療，研究活動を含む）で上記の行為を行うことは，その使用範囲が内部的であっても，私的使用には該当せず，違法です．また私的使用に該当する場合であっても，代行業者等の第三者に依頼して上記の行為を行うことは違法となります．

JCOPY　〈出版者著作権管理機構　委託出版物〉
本書の無断複製は著作権法上での例外を除き禁じられています．複製される場合は，そのつど事前に，出版者著作権管理機構（電話 03-5244-5088，FAX 03-5244-5089，info@jcopy.or.jp）の許諾を得てください．

序

　本書の目的は，研究の初心者から中級者を対象に，研究の育て方について，そのゴールとプロセスなどを「見える化」し，コンパクトに伝えることである．

　私は，医療や福祉の現場で働く社会人を中心に，60人余りの大学院生を指導教員として受け持ち，（博士号取得後の）ポスドク研究員（postdoctoral fellow，博士研究員）などの相談にものってきた．そのなかには，学会発表すらしたこともなく漠然と研究に憧れている初心者から，数本の論文を書いた経験はあるが，よい研究とは何かを知りたい人，臨床医から研究者を目指す道に転じるべきか悩む人までいろいろな人たちがいた．

　その人たちの疑問に応えようとすると，研究方法や論文の書き方にとどまらず，よい研究とは何かから，研究テーマの育て方，研究プロジェクトを育てるための助成獲得に向けた計画書，学会発表，ライフワークの育て方まで伝えるべきことは多い．また，それらは研究だけでなく，臨床・実践や学習・教育・研修指導などにおいて，新しいゴールを設定したり，新しい方法を取り入れたりするプロセスにおいても活かせる視点や考え方，手法に満ちている．

　「そんな話は初めて聞きました」と言われたことも少なくない．参考になりそうな本を探してみると，「研究方法」や「論文の書き方」など研究プロセスの一部を取り上げた本は多い．しかし，初心者が最初に読んで，研究全体の流れや，目指すべきもの，各段階で必要となる考え方や進め方など，研究（テーマ/プロジェクト/論文/者）の育て方が1冊でわかる本は，意外なことに（少）ないことに気づいた．

　そこで，編集委員をしていた「総合リハビリテーション」誌に「集中講座 研究入門」を連載し，まとめ直して本書は生まれた．本書の特徴は，
• 研究方法論や論文執筆の方法などの「手段」だけでなく，よい研究の

条件やライフワークなどの「目的」，研究を学べる場などの「環境」まで，研究に関わる全体を扱う

- 一方で，網羅的に書くと，ページ数が増えて通読が困難となる．あくまで初心者が最初に通読して全体像が掴めるようにコンパクトにまとめる
- 研究経験が乏しい初心者でもイメージが湧きやすいよう基礎的な用語解説や具体例を使ったコラムをたくさん入れる
- 研究の成果物である原著論文の構成（背景，目的，対象・方法，結果，考察，結論）に沿って，何を書くべきかという考え方や構造・枠組み，そしてチェックリストを示す
- 「臨床と研究の両立」など今まで受けることが多かった質問への回答も入れる

　本書の読者としては，主に研究に初めて取り組む学部生などの初心者から，大学院進学を考え始めた人，院生を想定している．今までの経験からすると，数本の論文を書いて研究者を目指そうかと迷っている専門職など中級者や研究指導にあたっている人にも役立つ内容が含まれていると考えている．また研究分野や手法によって，それぞれのお作法やガイドラインがあるが，本書では私の経歴を反映し，臨床医や看護師，リハビリテーション専門職などの医療職が取り組む臨床研究や疫学研究における量的なデータ分析手法と，医療ソーシャルワーカーや地域包括ケアに関わる福祉専門職，社会政策など社会科学系の質的な分析手法や地域介入研究まで，多様な研究領域や方法にかかわらず共通する基本的な知識や考え方を紹介できたと思う．

　「研究を研究」した本書によって，「研究の育て方」，そのゴールとそこに至るプロセスが「見える化」され，経験者しか知らない大変さとそれを突き抜けたときの喜びを知る人が増え，根拠にもとづく医療や実践，政策形成とその社会実装が，日本でも進むことを願っている．

2018 年 8 月

近藤　克則

目次

第 1 部 　総論

第3部 研究の実施・論文執筆・発表

第4部 研究に関わる Q & A

コラム

第 1 部

総論

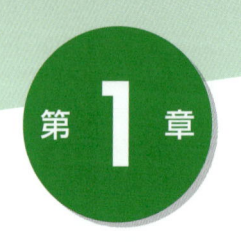

第1章

研究のゴールと
研究プロセス

　研究に取り組む前に，総論的な考え方から具体的な手順まで知るべきことは多い．研究にも，広い意味と狭い意味があり，いろいろな種類や方法，フェーズがある．その主要なものを知らないと，研究テーマや対象・方法を選ぶこともできない．また，研究を育てるときに，どのようなゴールとプロセスがあって，自分が今どのあたりにいるのかがわからないのでは，海図のないまま海を漂流しているようなものである．

　そこで，第1章では，研究とは何か，研究の種類，研究のフェーズ，研究発表の形と研究水準の高さ，研究プロセス，そして研究を育て成し遂げるために求められる能力などについて取り上げる．

研究とは何か

　広辞苑によると，研究とは「よく調べ考えて真理をきわめること」であるが，本書では，この定義より狭い学術研究あるいは科学研究を中心に述べていく．

　学術研究活動には，先行研究を踏まえた「新たな知見」が必要とされる（コラム1）[1]．本書では，このような学術研究を意味して「研究」と記すことにする．そこには，今まで知られていなかったことを明らかに

すること，あるいはそれまでに知られ認識されていたことを，一歩深めて分類したり，関連要因を明らかにしたり，予測・応用できるようにすること，さらには，今まで知られ信じられていた常識を覆すものも含まれる．

　「無知な人ほど発見する」ことに気づき，「無知の知」（自分には知らないことがいっぱいあることを知ること）から研究は始まる．ただし，既にわかっていることを学ぶというのなら，「勉強」にとどまる．「研究」と呼べるのは何らかの「新規性（オリジナリティ）」（表2-2，p.27）を持つものである．自分がやろうとしていることが「勉強」なのか，それとも「研究」なのかを区別しなければならない（コラム2）．そのために必要なのが，今までに蓄えられてきた先行研究を批判的に検討し，何

研究活動とは[1]

　「研究活動とは，先人達が行った研究の諸業績を踏まえた上で，観察や実験等によって知りえた事実やデータを素材としつつ，自分自身の省察・発想・アイディア等に基づく新たな知見を創造し，知の体系を構築していく行為である．研究活動は，一般的には研究の立案・計画・実施・成果の取りまとめの各過程を経て行われる……．」[1]

研究と勉強の違い

　大学院が「研究」をする方法を学ぶところと知らずに，もっと「勉強」したいと入ってしまう大学院生がときどきいる．そんな院生が求められて最初に提出する計画書は「研究計画書」でなく「勉強計画書」である．本人にとっては，確かに「今まで自分が知らなかったことを明らかにする」計画にはなっているのだが，既に他の人によって明らかにされていることを学び，勉強する計画にとどまっている．勉強と学術研究とは違う．本人だけでなく，それまでの学術研究の蓄積のなかで，知られていなかったこと，何らかの意味で新しいことを明らかにするのが学術研究である．

表1-1 経験主義，科学的態度，研究に必要なもの

	経験主義	科学的態度	研究に必要なもの
判断根拠	自分の経験で判断	歴史や先行研究に学ぶ	先行研究の批判的吟味
資源・蓄積	直感・感覚・経験	事実・理論の重視	データ・理論の活用
行為・態度	感じる・信じる（理屈じゃない）	論理的・批判的吟味・仮説検証的な検討	論理的推論・批判的分析
対外的態度	根拠説明できず・結論の押しつけ	プロセスを説明	表現力

が既に知られていて，まだわかっていないのはどこかを調べることである．

　自分の経験を信じる経験主義と異なる科学的態度の特徴の1つは，今までの知識ややり方に「本当にそうか？」「もっとよい方法があるのではないか？」という疑問をぶつける「批判的吟味」である（表1-1）．

研究の種類

　研究にも多くの種類がある．研究をする前に，研究にどのような種類があるのかを知って，そのなかから自分がやろうとし，目指すゴールを見定める必要がある．なぜなら研究方法の詳細について書かれた本や論文は多数あり，すべてを読むことはできず，本書の次に読むべき研究方法の本や論文は，研究の種類や方法ごとに違うからだ．ここでは，それらのうち，どのようなものを読むべきかがわかることを目的に，大まかな研究の種類について説明しよう．

　分類方法の1つは，目的や対象・フィールド，主な利用者による分類である．臨床・現場での実践に役立つことを意図し，臨床現場での実践を対象・フィールドにし，臨床家や実践家に読んでもらうことを意図したものが臨床研究や実践研究と呼ばれる．政策に役立つことを意図し，政策を研究対象にし，政策立案者や政策研究者を利用者に想

表 1-2　研究の種類・方法の長所と短所

	研究の種類	長所	短所・限界
性質	臨床研究・実践研究・政策研究	臨床や(実践・政策)現場で役立つ	現象が複雑なので普遍的な結論がでない
	応用研究・実装研究	役立つ(有用)	普遍的な成果はまれ
	基礎研究	普遍的理解に寄与	どのように役立つか不明
方法	量的研究(方法)	数字で表現できる	数字で測れる情報のみ
	質的研究(方法)	質的な情報も活用	数字で表現できない
	混合研究(法)	量的・質的研究の両方の長所が得られる	実施に 2 倍以上の努力が必要

定した政策研究もある．これらを含め実践研究や政策に「応用する」ことを目指した研究なので応用研究や実装研究とも呼ばれる．一方，ただちに応用を意図していない基礎研究もある．

　使われる研究方法による分類では，数値で表せる量的データ(第 14 章)を統計学などを使って分析する量的研究(方法)と，数値では表せない質的データ(第 14 章)を用いて研究する質的研究(方法)，両者を組み合わせた混合研究(法)(mixed method)などと分けられる．

　学術領域・分野による分類では，自然科学系，社会科学系，人文科学系などの大分類のなかを，医学研究，疫学研究などと細分化できる．それぞれの領域ごとに，研究関心やよく使われる方法が異なっている．

　初心者に必要なのは，いろいろな研究の種類や方法があること，それぞれの長所と短所や限界(表 1-2)を知ること，多くの研究(方法)の種類のなかで自分の関心に合っていて，使えそうな方法はどれかを考えて絞り込み，その研究方法論について，より詳しく学ぶことである．研究の種類の選択については，第 3 章で，もう少し詳しく説明しよう．

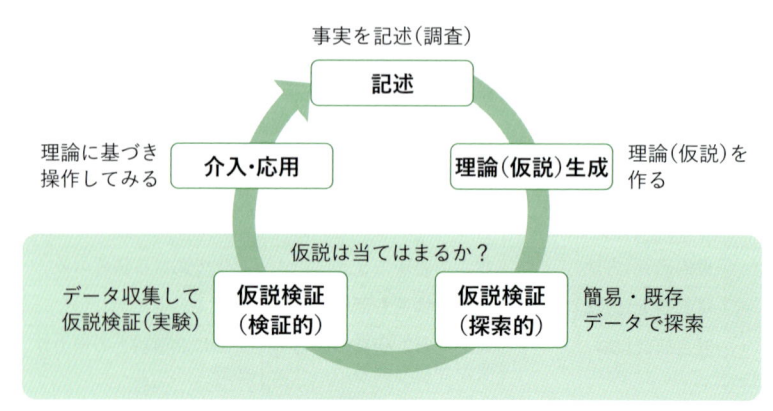

図1-1　研究のフェーズによる分類

研究のフェーズ

　研究や科学的認識の深化・発展フェーズ（段階・局面）に沿った研究の分類もある（図1-1，コラム3[2]）．この順に沿って説明しよう．

> **コラム3　技術論の3段階**
>
> 　武谷三男氏は，「弁証法の諸問題」などで，人間の自然認識や技術が，現象論的段階（事実の記述の段階），実体論的段階（現象の背後にある実体が解明され法則性が明らかになる段階），本質論（法則の本質が捉えられた段階）の3段階を経て発展していくと提唱した[2]．
>
> 　感染症の病巣や病原菌がわからなかった時代の治療は，発熱という現象・症状に対する対症療法としての氷枕や鎮痛解熱剤にとどまっていた（現象論的段階）．やがてCTなどの診断機器により，それが例えば膿胸（のうきょう，膿が胸腔内に溜まった状態）によるものと診断（実体が把握）されるようになると，穿刺排膿（せんしはいのう，針を刺して膿を外に出す）などの処置が可能となった（実体論的段階）．そして病原菌が特定され有効な抗生剤を用いた本質的な治療が可能となる（本質論的段階）．
>
> 　このような研究の段階があることを理解していると，着目している研究分野の発展段階の分析と，それに応じた研究戦略の立案に活用できる．

◆ 記述的研究

　初期段階であれば，「黒い白鳥がいる」とか「○○が増えてきていて30％もみられる」など，それまで知られ（気づかれ）ていなかった「事実の発見（fact finding）」をすれば，その事実を記述した「記述的研究（descriptive study）」だけでも学術的な価値がある．このタイプの研究の場合，知見の新しさが不可欠で，既に知られている常識の記述なら価値はない．このフェーズでは，関連情報が少ないことが多く，必ずしも複雑な分析はいらない．

◆ 理論（仮説）生成研究

　記述的研究によって，それまで知られていなかった新事実が発見されると，次に理論（仮説）が生み出される．その現象はどのような要因と関連していたり（関連要因），影響を受けて生じるのか（因果関係）などの解明が進む．また，どのようなタイプがあり（分類・診断），どのようなときにどのような自然経過を辿り，どこに至るのか（転帰）．どうすればあらかじめ経過や転帰を予想できるのか（予後予測）．そしてどのような介入・操作をした場合にどのように経過を変えること（介入・予防・治療）ができるのかなど，理論（コラム 4）が生成される．「理論（体系）」と呼ばれるためには，それまでにわかっている知見（先行研究）や，主に質的な研究方法による新たな仮説生成的な研究，さらにわかっていることの隙間を埋め合わせる「失われた（見出されていない）環/鎖（missing link）」（コラム 4）を着想して組み合わせ，観察された事象の多くを統一的，体系的に説明する必要がある．理論（体系）を生み出す研究も多くの知的努力の成果であるので「理論研究」と呼び，観察や経験，実験によって証明する「実証研究」と区別される．

◆ 仮説検証研究

　次の段階は，理論によって，あるいは臨床経験や直感などから設定された仮説を観察や実験を通じて検証する段階である．頭のなかで作り出される理論研究に対して，現実社会における実経験に基づき検証するので実証研究(empirical/positive study，社会科学系では経験的研究と表記する人もいる)という．仮説検証にもフェーズがあって，簡易なあるいは既存データなどを使って関連・影響する要因などを探索する性格の強い段階(探索的研究)から，(準)実験的研究に代表されるように仮説検証を目的にデータ収集をする(検証的な)研究まである．後者では，(一定の条件のもとでは)普遍的な現象であることを示すために，量的なデータを集め統計学的に検証する研究が多い．

コラム 4 　**理論は仮説から始まる**

　理論は，初期段階では仮説的なものを含んでいる．例えばサルという種が人間という種の祖先にあたるという仮説を裏づける，サルとヒトの間にあたる移行的な種の化石の欠如を一連の鎖のなかで抜けている1つの環にたとえて「失われた(見出されていない)環/鎖(missing link)」と呼ぶ．missing link があるまま公表されると，十分な実証的根拠を整えていないと大きな批判にさらされる．ダーウィンの進化論も，壮大な仮説であった．今でも米国には公立学校で教えることへの反対運動がある．

　ノーベル物理学賞を2008年に受賞した「小林・益川理論」も，提唱された1973年当時には仮説であった．当時は，物質の構成要素である素粒子の1つのグループであるクォークが3種類しか確認されていなかったが，矛盾なく事象を説明するためには6種類あるはずだという仮説・予言であった．6種類のクォークが「Belle 実験」などで2001年に検証されたことが2008年の受賞につながった[3]．

◆ 介入・応用研究

　仮説検証が進み理論が体系化されてくると，それを臨床や実践，政策などに応用することを目指し，条件を操作して介入したときに期待した結果が得られ，予期せぬ副作用はないかを検証する介入・応用研究，あるいは治験(治療実験)の段階に至る．それに成功すれば，介入が普及することによって，あるいは時代とともに事実や状況は変化するので，再び図 1-1 の最初の段階に戻り，変化後の事実を記述する研究が成立することになる．

◆ 第3の科学

　さらに 100 年単位の科学史的な視点からみた分類もある．第1(段階)の科学としての理論研究と，第2(段階)の科学としての実証研究に対し，コンピュータの発展に伴って登場したシミュレーション〔計算(機)〕科学を第3(段階)の科学と位置づけることもある．「ある条件を満たすときには A，満たさないときは B」などのプログラム(アルゴリズムとも呼ばれる)を作ってコンピュータに計算させて，予想通りの結果が得られれば，そのアルゴリズムで現象が説明できると考える．精度が上がってくれば，異なる条件下でどのような結果が得られるのか予測(simulation，シミュレーション)ができる．

 # 研究発表の形と研究水準の高さ

　自分の楽しみのためだけに行う「勉強」であれば，対外的に発表する必要はない．一方，学術研究の場合，新しい知見を先行研究の到達点に加えることで進歩する．だから，学術界・研究に寄与したいと思うのならば，何らかの形で研究成果を発表する必要がある．

研究発表の場や形にもいろいろなものがある．口頭やポスターで行うものに，職場内での症例発表会，研究会・学会の地方会や全国総会，国際学会などでの発表がある．文章で公表されるものに報告書・論文，書籍などがあり，それぞれ求められる水準やお作法は異なる．

本書では，主に学術論文を掲載している雑誌に載る論文や修士・博士(学位請求)論文などによる発表を想定して述べていく．

研究の価値は，自己満足(独りよがり)度の高さで決まるものでない．それが他者からみても画期的なものであるかどうかで決まる．その評価基準には，第2章で説明するような新規性や方法論の妥当性の高さ，応用可能性や他分野への波及性など，多くの基準がある．そのため，その分野に詳しい他の研究者による吟味・批判が重視される．科学研究費補助金を得るための研究計画も(第11章)も，学会発表の抄録も，投稿論文も，それぞれ審査委員やプログラム委員，査読者や編集者によって審査・チェックされる．価値(質)の低いものは排除され，価値の高いものが多くの人の目に触れる形で発表を許される．そして発表された多くの研究のなかから総合的にみて優れたものが，学術賞やノーベル賞などとして選ばれている．

優れた研究をできるようになるには，多くの優れた研究に触れ，優れた研究がどのようなものかを知ること(第2章)，本書で説明していくような，研究者の間で要求される一定の作法に従って公表することが必要である．

研究プロセス

研究のプロセスは，研究の分野や種類を問わず，**表1-3** に示したような流れで表現できる．まず，①「研究上の問い(research question, リサーチ・クエスチョン)」を発し，②その問いに答えるための仮説(hypothesis)を考え，③その仮説を検証できる研究をデザインして，

表 1-3　研究のプロセス

①「研究上の問い(リサーチ・クエスチョン)」を発する
②問いに答える仮説(hypothesis)を考える
③仮説を検証できる研究をデザインする
④仮説検証に必要なデータを収集する
⑤分析・検証結果を記述する
⑥結果の妥当性や機序を考察する
⑦仮説の検証結果とリサーチ・クエスチョンに対する
　答えを導く
⑧研究成果を公表する

表 1-4　本書の流れ

第 1 部　総論	第 3 部　研究の実施・論文執筆・発表
1.　研究のゴールと研究プロセス 2.　よい研究の条件 3.　研究の種類の選択 4.　論文の種類	13.　データ収集 14.　データ分析 15.　期待した結果が得られないとき 16.　結果の記述
第 2 部　構想・デザイン・計画立案	17.　考察・結論の考え方・書き方 18.　共著者・謝辞・文献リスト 19.　全体の推敲と要旨 20.　研究発表―学会発表 21.　研究発表―論文発表
5.　研究テーマの育て方 6.　研究構想・デザイン・計画 7.　原著論文の構成 8.　背景と文献レビュー 9.　目的 10.　対象と方法 11.　採択される研究助成申請書の 　　書き方 12.　研究倫理に関する指針	**第 4 部　研究に関わる Q & A**
	22.　研究を学べる場の条件 23.　臨床と研究の両立 24.　研究者の成長プロセス，ライフ 　　ワーク

④必要なデータを収集し，⑤それを分析して仮説を検証した結果を記述して，⑥結果の妥当性や機序を考察し，⑦仮説の検証結果とリサーチ・クエスチョンに対する答えを導き，⑧研究成果を公表する．

　本書では，**表 1-3** に示したプロセスに沿って，(研究着手前の)「第 1 部　総論」，そして「第 2 部　構想・デザイン・計画立案：**表 1-3** の①〜③」「第 3 部　研究の実施・論文執筆・発表：**表 1-3** の④〜⑧」「第 4 部　研究に関わる Q & A」の順に説明していく(**表 1-4**)．

　研究で一番大切なのはよい問いを発することだという．よい問いならば長年かけても追究し続ける価値がある．第 2 章の「よい研究の条

件」では，研究構想を練る前に理解しておくべき，よい研究が備えるべき問いの「意義」と「新規性」，そして研究の「実現可能性」について述べ，第3章で「研究の種類の選択」，第4章で「論文の種類」について説明する．

　第2部の「構想・デザイン・計画立案」では，第5章で，初心者が頭を抱える「研究テーマの育て方」，第6章で「研究構想・デザイン・計画」を説明する．第7章で，成果物である「原著論文の構成」が，背景，目的，対象と方法，結果，考察，結論となっていることを確認する．新規性が問われる研究をデザインするうえでは，何が新しいのか（わかっていない，立証されていないのか）を知ることが不可欠である．そこで第8章の「背景と文献レビュー」では，先行研究レビューをするときの注意事項や文献検索の仕方，第9章の「目的」では，レビューを踏まえた研究目的設定の考え方を説明する．そして第10章では，具体的な研究計画立案に必要な「対象と方法」について，どのような研究方法があり，それぞれの長所や限界などの特性について解説する．ここまで来れば，研究費獲得のための研究助成申請書が作成でき（第11章），研究倫理・COI（第12章）の審査を受けられる．

　第3部「研究の実施・論文執筆・発表」では，第13章で「データ収集」，第14章で「データ分析」，第15章で「期待した結果が得られないとき」，第16章で「結果の記述」を説明した後，第17章で「考察・結論の考え方・書き方」，第18章で「共著者・謝辞・文献リスト」，第19章で「全体の推敲と要旨」について説明する．そして第20章で「研究発表─学会発表」，第21章で「研究発表─論文発表」に至る．

　これらのプロセスの各段階で，やるべきこと，求められることを，1つひとつクリアすれば，研究論文ができあがるはずである．

 **研究力**

　こう書き出してみると，研究をするには多くの概念や考え方を知ることが必要であり，構想から論文発表までの各段階でのスキルや能力も必要である．

　研究を育て成し遂げる力を構成する要素を挙げてみると，**表1-5**に示すように実に多岐に及ぶ．まず，その領域についての「専門知識」と先行研究を「読む力」(海外の研究の到達点を知るには英語読解力)がなければ，研究に不可欠な「何が新しいのか？」がわからない．それがわかったとしても，ゴールを見定め研究を構想しデザインできる「構想力」，それを実現可能にする「デザイン力」，仮説を作る「仮説設定力」と，実行可能な「計画策定力」がなければ，研究計画が立てられない．実施に移すには，対象者の協力を取りつけ，要求される水準の方法で，締め切りに間に合わせる「マネジメント力」「段取り力」が必要である．集めたデータから新しいことを「発見する力」「分析力」，量的な方法を用いる人はもちろん，用いない人でも先行研究を読むのに，ある程度

表1-5　研究力の構成要素

1. その領域についての「専門知識」
2. 英語文献を含め先行研究を「読む力」
3. ゴールを見定め研究を構想しデザインできる「ゴール設定力」「構想力」「デザイン力」
4. 仮説を作る「仮説設定力」
5. 実行可能な「計画策定力」
6. 締め切りに間に合わせる「マネジメント力」「段取り力」
7. 集めたデータから新しいことを「発見する力」「分析力」
8. (量的な方法を用いなくても)ある程度の「統計解析力」
9. 分析結果を記述し説明する「書く力」
10. いいたいことの要点をまとめられる「要約力」
11. 原因・理由，意義と限界などを考察する「考察力」「コメント力」
12. 人にわかりやすく伝える「ストーリーを作る力」「プレゼンテーション力」
13. 自分や設定した仮説を「信じる力」，必要なときには「軌道修正力」
14. コツコツと地道にやり抜く「努力・根気」
15. 先行研究や研究で得られた結果を「批判的に吟味する力」
16. 同じ志を持つ「人を組織する力」

の「統計解析力」も必要である.

　分析結果を記述し説明する「書く力」やいいたいことの要点をまとめられる「要約力」，原因・理由，意義と限界などを，既存の知識と絡めて考察する「考察力」「コメント力」，学会発表や講演などで，人にわかりやすく伝える「ストーリーを作る力」「プレゼンテーション力」も必要となる．さらに形のない段階から構想して成果を形にするまで，大きいプロジェクトなら5年間は，設定した仮説や自分自身を「信じる力」，一方で必要なときには「軌道修正力」も発揮しなければならない．データ収集・クリーニングなどをコツコツと地道にやり抜く「努力・根気」，先行研究や研究で得られた結果を「批判的に吟味する力」，同じ志を持つ「人を組織する力」など，「人間(の総合)力」が問われるともいえそうである.

 ## まとめ

　第1章では研究を育てる第一歩として，研究のゴールとプロセス(手順・流れ)などを概観した．これらは，実は教育や(経験主義にとどまらない)よき実践と共通する点が多い.

　研究・教育・実践のゴール(目的)を見極め，そのために有用そうな検証仮説を設定する．そのときには，どんな先行研究・実践事例があるのか調べ，批判的に検討したうえで，ゴールや仮説検証にふさわしい戦略を構想・デザインし，対象や方法などを具体化した計画を立案する．そして，研究・教育・実践を行う．その後のデータを収集し，評価・分析・考察して今後の課題や改善案を引き出す．このようなマネジメント・プロセスとして捉えれば，多くの共通点がある[4].

　大学院で，研究プロセスを丁寧に吟味しながら体験したことが，研究の力量のみならず，その後の教育や研修指導，臨床実践の質を高めるのにも有用だったと感想を述べた社会人院生は少なくなかった．本

書も，研究の入門書にとどまらず，読者が携わる教育・研修指導や臨床実践の質の向上など，新しいものや水準を形にするときにも役立つことを願いつつ，書き進めることにしよう．

文献
1) 研究活動の不正行為に関する特別委員会：研究活動の不正行為への対応のガイドラインについて─研究活動の不正行為に関する特別委員会報告書．文部科学省，2006
http://www.mext.go.jp/b_menu/shingi/gijyutu/gijyutu12/houkoku/attach/1334654.htm(2018 年 8 月 7 日アクセス)
2) 武谷三男：弁証法の諸問題．勁草書房，1966
3) 大学共同利用機関法人高エネルギー加速器研究機構，CP 対称性の破れ 50 周年記念イベント組織委員会：「CP 対称性の破れ」発見から 50 年．
https://www.kek.jp/ja/NewsRoom/Release/20140711140000/#02(2018 年 8 月 7 日アクセス)
4) 近藤克則：医療・福祉マネジメント─福祉社会開発に向けて(第 3 版)．ミネルヴァ書房，2017

研究を始める前のチェックリスト

- ☐ やりたいのは勉強ではなく研究か
- ☐ 応用研究(臨床研究・実践研究・政策研究)・基礎研究のうちやりたいのはどれか
- ☐ 使いたい研究方法は量的研究(方法)，質的研究(方法)，混合研究(法)のうちどれか
- ☐ 記述的研究，理論(仮説)生成研究，仮説検証研究，介入・応用研究のうちどれをしたいのか
- ☐ 発表する方法は，口頭のみか，文章か．文章なら，報告書レベルか，論文か，書籍か
- ☐ 鍛えるべき研究力の要素はどれか

第 2 章

よい研究の条件

　研究するならよい研究をしたいと誰でも願う．研究には多くの時間とエネルギーを注ぎ込むことが必要と知ったら，なおさらである．それにもかかわらず，時に有害無益な研究がなされることがある．そのパターンの1つは，思いつきで研究テーマを設定し，闇雲に研究を始め，「よい研究か」と問い直されることもなく，発表に至ってしまうものである．

　ある程度経験を積んだ研究者・指導者であれば，研究計画書をみるだけで「よい研究になりそうもない」とわかる．研究計画書を指導者にみせる前に，よい研究の条件・評価基準を知って研究計画書を書くことは，指導される側と指導する側の双方にメリットがある．

　よい研究には，意図的にデザインされ，計画され，実行に移されてなされたものが多い．だから研究の仕方を学ぶ大学院では，研究を実行に移す前に，まず研究構想を練り，それを具体化した研究計画書を作り，指導を受けながらそれを繰り返し書き換える．第2章では，研究を構想し育てていく前に目指すべきゴールである「よい研究の条件」について多面的に考えてみよう．

　読者にお願いしたい．あなたが考える「よい研究の条件」を5つ以上挙げてみて欲しい．いわばあなたの仮説である．その後に，読み進めて，先人たちの意見との再現性を検証して欲しい．ひょっとしたら，本章では触れていない新しい条件が発見できるかもしれない．

研究の質を決める 2 つの軸

　質の高い研究の条件にもいろいろな捉え方がある．Grandjean[1] によれば，「研究の質は 2 つの視点でみることができる．1 つは方法論上の問題であり，もう 1 つは研究の有用性に関するものである」．この方法論の質の高さと有益・有用性の高さという 2 つの条件を縦軸と横軸においてマトリックス（クロス表）で表現したのが図 2-1 である．研究方法の質と有益・有用性との両方を満たした場合にだけ良質で「有益」な研究になる．一方だけ満たしていれば「有害」か「無益」，両方とも伴っていなければ「有害無益」，つまり「ないほうがマシ」な研究もありうる．

◆ 方法論の質の高さ

　1 つ目の（横）軸は，方法論の質の高さである．方法論の質が低い，あるいは問題があると，誤った判断・結論を導いて有害な研究になっ

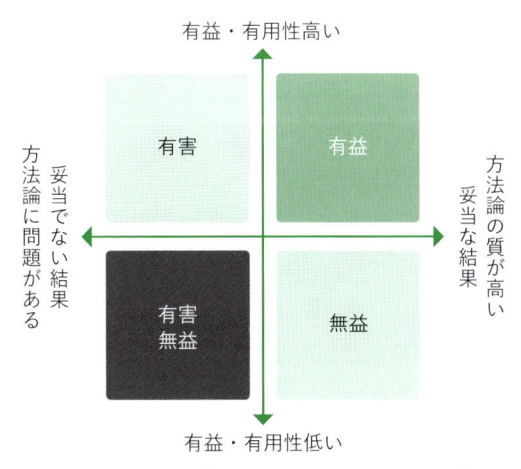

図 2-1　研究の質を決める 2 つの軸と 4 分類

てしまう．社会人大学院生が好んで取り上げる研究テーマを例に説明
しよう．「自分たちの提供している医療やサービスの質は高い」ことを
証明したいとする．初心者が真っ先に思いつくのは，利用者にヒアリ
ング調査などをして満足度を調べ，「8割もの多くの人が満足していた
ことから質が高いことがわかった」などと報告することだ．しかし，こ
れには少なくとも2つのバイアス(偏り)があり，そこから生じる問題
のため有害な研究となりうる．

　なぜなら，サービスに不満をいだいた人たちは利用を中断している
からだ．つまり，利用を継続している人だけを対象に調査をすれば，
そこには不満をいだいたために来なくなっている人が含まれない．そ
のために，回答者のなかでは満足している人が多かったということは
事実だが，真実とはかけ離れている「見かけ上」の事実である．これが
学術用語でいう「選択バイアス」である．方法論の質を高めるために
は，中断した人も調査対象に含めるべきである．

　もう1つの問題は，調査方法，具体的には調査者と利用者，調査内
容の関係である．いつもお世話になっている専門職に「満足していま
すか？」と聞かれたら，診てもらう弱い立場の患者や利用者はどうす
るであろう．おそらく正直に答える人ばかりではない．特に対面で聞
かれたら，気まずさやその後の不利益を考えて，多少の不満があって
も，ニコニコしながら「とても満足しています」などと答え，集めた
データは真実よりもよいほうに偏ってしまうだろう．このような「測
定バイアス」と呼ばれる問題に気づかないまま，データを収集すると，
やはり誤った結果を導いてしまう．

　2つの例にとどめるが，バイアスは細分化すると，表2-1[2,3]に示す
ように多くのものがあり，この表でも網羅的ではない．バイアスの他
にも，信頼性(再現性)，妥当性(意図したものを捉えている度合い)な
ど研究方法の質を高めるために配慮すべきことがある(コラム5)．そ
れらを考慮しないで集められたデータを分析すると判断を誤る．例え
ば「利用者の8割が満足と回答した」ことだけを根拠に「うちの医療・
サービスの質は高い」と結論したとする．しかし，8割といっても，

表 2-1　バイアス

バイアス（bias）は，調査または推論の過程において，系統的に真の値から離れた結果が生じることである．系統誤差とも呼ばれ，ランダム（非系統的）に発生する偶然誤差（random error）とは区別される．図 2-2 に示すように，系統誤差が大きいと，一方向への偏りがみられる．偶然誤差が大きい場合，精度（precision）が低くなる．どちらも小さいと正確度（accuracy）が高い．

バイアスは，選択バイアス（selection bias）と測定バイアス（measurement bias）に大別され，それぞれ細分化すると多数のバイアスがあり，概念的には同じと思われるものでも，異なった名称で呼ばれることがある．

1．選択バイアス
分析対象に選ばれたものと，選ばれなかったものとの間に，特性の差があることによって生じる系統的な誤差

・**標本抽出バイアス（sampling bias）**
母集団または調査対象とすべき全構成員の一部から標本を選ぶことによって生じるバイアス．これを避ける方法は全数（悉皆）調査である

・**自己選択バイアス（self-selection bias）**
研究に自発的に参加したものと，参加しないものの特性の差によるバイアス

・**脱落バイアス（losses to follow up）**
追跡ができなかった脱落例に疾病発生が多い／少ないバイアス

・**所属集団によるバイアス（membership bias）**
例えば，企業に勤務する人を調査対象に選んだ場合に，たとえ全数調査でも，一般住民に比べ健康度が高い（healthy worker's effect）ために，誤った結論を導くことがある

2．測定バイアス
対象者を不正確に測定または分類することによる系統的な誤差のこと

・**情報バイアス（information bias）**
異なる調査方法や条件（例えば，季節・温度）下で得られたデータを組み合わせて使用した場合など，得られた情報が特定の方向に偏っていたために生じるバイアス

・**観察者によるバイアス（observer bias）**
真の値と観察者によって測定される値の間に生じるバイアス．観察者間のばらつきと同一観察者内で異なった測定間にみられるばらつきがある

・**診断バイアス（ascertainment bias）**
観察者によって，診断基準（疑いや軽症例をどの程度まで含めるかなど）が異なるために生じるバイアス．観察者によるバイアス（観察者間のばらつき）が生じる一例である

・**想起バイアス（recall bias）**
過去の出来事や経験の記憶を想起するとき，その正確さと完全さが群間で異なるために生じるバイアス

・**報告バイアス（reporting bias）**
特定の情報が選択的に抑えられたり，表面化したりするバイアス．例えば先行研究をレビューするときに問題となる出版バイアス（publication bias, 仮説が検証できなかった研究結果は出版されない傾向）や性行為感染症の既往歴が少なく報告されるために判断が偏る

・**追従によるバイアス**
調査者の気に入るような方向に，回答を合わせるために生じるバイアス

・**面接者バイアス（interviewer bias）**
面接者が意識的または無意識的に，気になる情報を選択してしまうことによるバイアス

〔Delgodo-Rodriquez M and Llorca J：Bias. J Epdemiol Community Health 58(8)：635-641, 2004．木原雅子，木原正博：現代の医学的研究方法—質的・量的方法．ミクストメソッド，EBP．メディカル・サイエンス・インターナショナル，2012 を参考に筆者作成〕

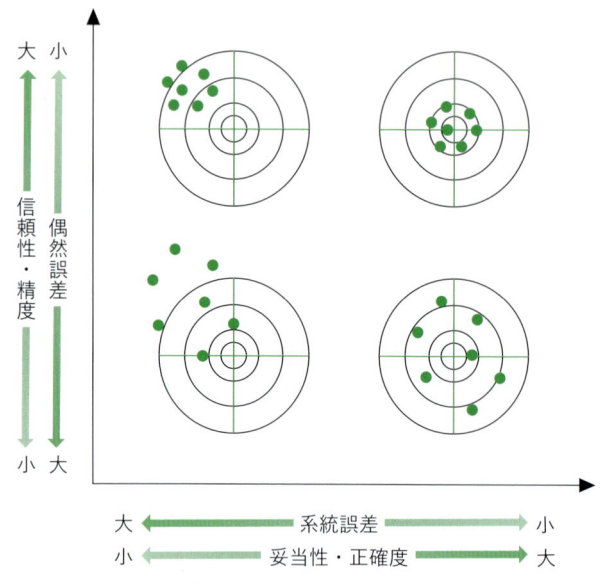

図 2-2　2つの誤差

3割の人が不満に思って利用を中断して対象者に含まれなかったのなら，調査対象とすべき人の7割のうちの8割にすぎない(調査対象とすべき人の56％)．さらに2割の人が内心の不満を隠して「まあ満足」と答えたのであれば，本当に満足していた人は，56％の8割(56％×0.8＝44.8％)にすぎず，満足していた人は半分もいなかったことになる．このようにバイアスを考慮しない質の低い方法によって集めたデータを使った研究は誤った判断をもたらす．だから有害である．

◆ 有益・有用性の高さ

　もう1つよい研究に求められるのは，有益・有用性の高さである．いくら質の高い完璧な研究方法で得られたものでも，有益・有用性に疑問がある「意義不明」な研究もある．仮に「うちの病院の医療・サービスの質」が正確に評価できたとしても，その病院に関わっていない

２つの妥当性―内的妥当性と外的妥当性

　妥当性とは，その研究で測ったり調べたりしたいと意図したものを，測ったり調べられたりしている度合いである．妥当性は，大きくは内的妥当性と外的妥当性の２つに分けられる．内的妥当性は，その研究において対象とした集団内部における妥当性であり，外的妥当性とは，対象としなかった外部の集団における妥当性である．

　エビデンス（科学的な根拠）の質のレベル（エビデンスレベル）が高いとされる無作為化比較対照試験（randomized controlled trial：RCT※）は，バイアスが少なく研究方法の質が高く，内的妥当性は高い．しかし，研究対象を選択するプロセスにおいて，除外基準があることが多い．したがって，RCT から得られた知見が，対象から除外された集団を対象にした場合には，どれほど当てはまるのかという，外的妥当性までは担保されてはいない．RCT が１つしかなく，そこで除外された対象が多いほど，外的妥当性は低いともいえる．そのため最も高いエビデンスレベルを得るためには，他の集団においても同じような結果が得られるかどうか，外的妥当性まで確認する必要がある．それが同じリサーチ・クエスチョンについて研究された複数の研究を集めたシステマティック・レビュー（systematic review）や，複数の研究データをプールして再分析したメタ分析（meta-analysis）である．

※**RCT**…治療群（実験群とか介入群と呼ぶこともある）の前後比較だけだと，治療以外の要因（例えば温度の変化など）の影響を受けて改善しているようにみえることがある．それを避けるため，治療の有無以外の条件を同じにした対照群（対象群ではないので注意）と治療群とで比較する研究を比較対照試験と呼ぶ．

　群間比較をするときに，本人の希望や医師の判断で治療群と対照群に分けると，軽症患者がより多く治療群に含まれるなどのバイアスが生じる恐れがある．それを避けるために，サイコロや乱数表などを用いて，偶数が出たら治療群，奇数が出たら対照群などと，患者や研究者などの意図が入らない形で割り振る方法を無作為化（ランダム化）という．手間と費用がかかり，常に行えるわけではないが，内的妥当性が高い結果が得られる．

人にとっては，それだけでは無用な情報である．一方，1つの病院・事業所・国で行われた研究でも，提供している医療・サービスの質の関連要因を明らかにし，しかもその知見がある程度一般化・普遍化できる〔外的妥当性(他の集団にも当てはまる度合い)の高い〕ものであれば，他の病院・事業所・国の人にとっても有用な情報になる(コラム5)．英語論文での発表を目指す者は，海外の読者や研究者であっても答えを知りたいと思うような，有用な研究を構想しなければならない．研究の有用性や意義を決めるのは，リサーチ・クエスチョンである．だからよい問いを発することが重要である．

　ただし，発表時には研究の有用性がわかっていなかったものも基礎研究では少なくない．研究者の自由な発想や知的好奇心によって行われた基礎研究が，後になって極めて有用であることがわかり，ノーベル賞につながった研究もある(コラム6)．短期的なあるいは狭い関心から有用性を評価すると判断を誤る．ただし，そのような研究の多くは汎用性の高い基礎研究であり，個別性の高い応用研究や臨床研究がそのまま，他でも有用であることはまれである．

コラム6　下村教授のノーベル賞

　2008年ノーベル化学賞を下村脩ボストン大学名誉教授が受賞した．「緑色蛍光タンパク質(Green Fluorescent Protein：GFP)の発見と開発」に着手した当時は「オワンクラゲがなぜ光るのか」に興味を持ち，その謎を解明したいという純粋な知的好奇心からの研究で，応用など考えていなかったという．一方，生命科学，医学研究では，おのおののタンパク質が生体内でどう振る舞い，どのように相互作用するかを追跡する技術が求められていた．GFPがこれらの分野で欠かせない重要な研究ツール(道具)として確立したことがノーベル化学賞の受賞理由となった．

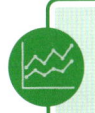

よい研究デザインの 3 条件
―意義・新規性・実現可能性

　研究を設計（デザイン）する段階で考慮すべき 3 条件もある．よい研究には，前述した有用性あるいは意義（コラム 7）と，新規性が必要である．よい研究をデザインし実現するために，もう 1 つ必要なのが実現可能性である．つまり，意義・新規性・実現可能性の 3 条件を，すべて満たしていることが必要である．悩ましいことに，この 3 条件は同時に満たすことが難しい性質がある．

コラム
7　**研究の意義**

　研究の意義にも，いろいろな側面がある．応用研究では，臨床・実践・政策などへの応用に活かせる度合い，つまり有用性や応用可能性が高いことが問われる．純粋学術・基礎研究であれば，普遍的な法則や知見が見出されるだけでも意義がある．説明を聞いてもよくわからないニュートリノやクォークなどの研究は，それが解明されたからといって，日常生活への示唆が得られたり，ただちに応用ができたりするわけではない．しかし，学術的な価値が高いからノーベル賞受賞の対象となる．どちらにも通じる視点として，自分にとっての意義もある．研究プロセスは，困難の連続である．いくら指導教員が意義を感じていても，本人が意義を感じられない研究では，乗り越える意欲が萎えてしまう．

　研究指導者や学会発表後の質疑，論文の査読者などから「この研究からどんな示唆が得られるのか」「だから何？（so what ？）」，さらに短く「で？」と問われたときに，答えられなければならない．いや，問われないように「本研究の（学術上，応用上の）意義（と限界）」を考察（の最後の部分）で述べておくべきである．

◆ 意義と新規性（図2-3a）

　まず意義と新規性の2つを満たすだけでも実は簡単でない．新規性が大なる（高い）もののなかには，意義が小さいから誰も手を出していないものがある（図2-3a の4）．一方，意義の大きな研究は既に誰かがやっている可能性が高い．その場合，新規性は乏しい（図2-3a の2）．構想し着手すべきは，意義があるのに，まだやられていない研究だけである（図2-3a の1）．つまり思いついた計画は，図2-3a の1〜4のどこかに位置づくが，取り組んでよいのはそのなかで「1」だと判断できたものだけである．

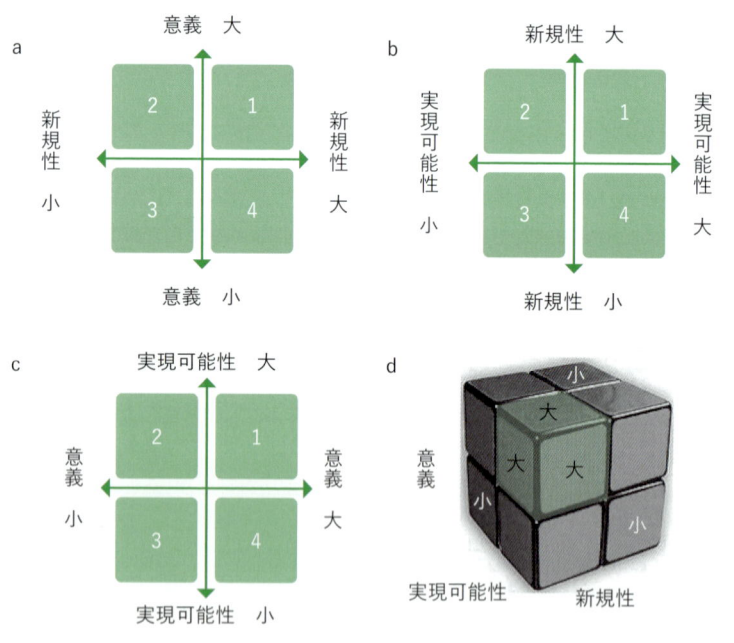

図2-3　よい研究の3条件—意義・新規性・実現可能性

◆ 新規性と実現可能性（図2-3b）

　次に，新規性と実現可能性も兼ね備える必要がある．まだ誰もやっていない新規性の大きな研究を着想したと思ったら気をつけたほうがよい．そのなかには，やろうと思っても（実現）できないから手つかず，あるいは何人も挑戦したが失敗したために，日の目をみていない研究がある（図2-3b の2）．実現可能性の高い，やりやすい研究は，誰かが既にやっている可能性が高い．すぐにできそうな場合には，本当に新規性があるのか，先行研究をよく調べる必要がある．つまり思いついた計画が図2-3b の1〜4のどこかに位置づくか考えて，取り組んでよいのはそのなかで「1」だと判断できたものだけである．

◆ 実現可能性と意義（図2-3c）

　研究で問われる新規性が大きいアイデアにも4種類ある．まだ誰も手をつけていないという領域は，意義が小さかったり（図2-3c の2と3），実現可能性が低かったりすること（図2-3c の3と4）が多い．これまた，手を出してよいのは，「1」だと確信できる場合だけである．

　以上の意義・新規性・実現可能性の3条件を，縦・横・奥行きの3方向（次元）に並べると，8つの空間になる（図2-3d）．思いついた研究のアイデアは，この8つのどこかに位置づくことになる．もしランダムに80個のアイデアを出したとしても，3条件をすべて満たす研究構想は1/8 の10個しかない．研究構想の段階でよく考えて，この3条件をすべて満たしていると確信が持てるテーマに出会う，あるいは育ててから実行に移さないと，よい研究にならない危険性は高い．

7 種類の新規性

　学術研究には新規性（オリジナリティ）が求められるが，新しさにもいろいろある．パラダイム（**コラム 8**），概念，理論，研究対象や方法，知見，新しい関連・因果・要因などである．自分の研究のどこに，どのような新しさがあるのかをよく考える必要がある．

　表2-2 に Guetzkow ら[4]の提唱した7種類の新規性を示す．彼は社会学者だが，保健・医療・福祉領域をはじめほとんどの学術領域においても適用可能である．

　「新たなアプローチ」の例としては，消化器官とみなされていた腸管を，免疫臓器という角度から研究したり，要介護者だけでなく介護者に視点をあてたり，阻害要因でなく促進要因に着目したりすることが挙げられる．「未開拓の事象（エリア）」では，地域包括ケアや地域共生社会のように，新しく登場した事象や領域を研究テーマとする例が挙

コラム 8 　パラダイム（認識の枠組み）の重要性

　研究をしている若者がいる．「何をしているのか」というリサーチ・クエスチョンに対する答えは，観察している人のパラダイムや方法によって，まったく異なるものになる．客観的に観察できる行動だけを研究すべきとする行動科学的な（？）パラダイムであれば「パソコンに向かって文章を入力している」になる．一方，その人の意図も重要だから「何のために文章を入力しているのか」を問うパラダイムで本人にヒアリングすれば「研究論文を書いている」が答えになる．さらに科学史的なパラダイムと手法から問えば，その答えは「後にノーベル賞を受賞する歴史的な論文を書いていた」が答えかもしれない．

　同じ姿・事象でも，研究する側のパラダイムによって，リサーチ・クエスチョンは異なり，それを明らかにするために用いるべき方法も異なり，得られる答えも異なったものになる．ふだん意識されることが少ないにもかかわらず，影響が大きいのが，パラダイムである．

表2-2　新規性(オリジナリティ)の7類型

1．新たなアプローチ：問題の捉え方や視点の新しさ．問題を捉える角度，枠組，着眼点などを総称したものの新しさ
2．未開拓の事象(エリア)：研究がほとんどされていない事象を研究
3．新たなトピック：ある事象のなかでのトピックの新しさ
4．新たな理論：これまで一連のものと考えられてこなかった考え(idea)を1つの新しい理論体系(concept)にまとめる
5．新たな方法：研究デザインや方法，測定に用いるツールやテクニックの新しさ
6．新たなデータ：これまでにはなかったようなデータを用いた研究
7．新たな結果：先行研究では未知であった，あるいは先行研究と異なる結果

〔Guetzkow J, Lamont M and Mallard G：What is Originality in the Humanities and the Social Sciences? American Sociological Review 69(2)：190-212, 2004 を参考に筆者作成〕

げられる．「新たなトピック」の例では，ある程度研究がされてきた内部疾患のリハビリテーションのなかで，それまで研究が少なかった時代に，透析患者のリハビリテーションを取り上げたものなどがある．「新たな理論」では，健康を生物学的要因でのみ説明できると考えず，社会的決定要因も含めたパラダイムで捉え直しその重要性を示す例などが挙げられる．「新たな方法」では，横断研究にとどまっていた領域で縦断研究デザインに挑戦したり，それまで用いられてこなかった新しい測定ツールや機器で評価したりする研究がある．「新たなデータ」では，それまで1施設のデータしかなかったのに対し，共同研究をして多施設データを用いることで外的妥当性を高めるなどである．「新たな結果」とは，先行研究では未知であった知見を得ることで，先行研究と異なる現象や要素などに関する新知見も含まれる．

研究構想を育てる前に

　専門職(社会人院生)には，それまでの経験をもとに，大事にしたいことやこだわりが多数ある．研究をしようとすると，あれもこれもと欲張りになる．しかし，1本の論文で扱えるのは，そのなかのごく一

部である．関心領域のどこか一部分を切り取らなければ研究はできない．紹介してきた研究の質を決める2つの軸やよい研究デザインの3条件，研究の種類を踏まえて，関心領域のごく一部に，あるいは多数あるアイデアの1つに絞り込む必要がある．

研究構想を育てる前にやるべきことをまとめておこう．やってみたい多くのテーマのなかで，図2-3d に示したような意義・新規性・実現可能性の3条件をすべて満たしているものは1/8しかない．苦労して研究を進めた後で，意義や新規性，実現可能性のいずれかがない，あるいは有害無益な研究だとわかるのはつらい．その経験から学ぶこともあるだろうが，よく考えれば避けられたのなら無駄である．

無駄を避けて，よい研究をするためにやるべきことは，少なくとも数十の「研究の種」をリストアップすること，それに関わりそうな先行研究を集めて読むことである．そのうえで，意義は大きいか，既に研究されていないか，実現可能性はあるのかと，批判的に検討する．そして，すべてをクリアできそうなものに絞り込み，その研究構想を育てていくことである．

文献

1) Grandjean P：Seven deadly sins of environmental epidemiology and the virtues of pre-caution. Epidemiology 19(1)：158-162, 2008
2) Delgodo-Rodriquez M and Llorca J：Bias. J Epdemiol Community Health 58(8)：635-641, 2004
3) 木原雅子，木原正博：現代の医学的研究方法―質的・量的方法，ミクストメソッド，EBP．メディカル・サイエンス・インターナショナル，2012
4) Guetzkow J, Lamont M and Mallard G：What is Originality in the Humanities and the Social Sciences? American Sociological Review 69(2)：190-212, 2004

よい研究にするためのチェックリスト

- ☐ 研究方法の質は高いか
- ☐ どのようなバイアスがありうるか検討し，対処したか
- ☐ 有用性・意義はあるか
- ☐ 普遍性はあるか
- ☐ 英語論文で発表するなら他の国においても有用か
- ☐ 新規性はあるか
- ☐ 7 種類の新規性のうち，どの新規性か
- ☐ 実現可能性は高いか
- ☐ 意義と新規性と実現可能性の 3 条件を満たしているか

第 3 章

研究の種類の選択

　研究を設計(デザイン)するためには，どのような種類または性格の研究をするのかを決めなければならない．研究の種類にも，第1章で紹介した記述的研究から介入・応用研究に至る研究のフェーズに基づく分類や，理論研究・文献研究・実証研究などの分類の他，基礎研究か実践・応用研究か，両者をつなぐ橋渡し研究(translational research)か，など多くの種類に分類できる．

　これらの多くの研究の種類・タイプのなかから，自分がやろうとする研究の種類を，「とりあえず」でなく「意図的に」選ぶことが望ましい．そのためには，まずもってどのような種類・タイプがあるのか，それぞれの性質や長所や限界を知っておく必要がある．

研究の種類を選ぶ

　研究の領域は広がり続けている．1つの研究や論文で切り取れるのは，取り組む価値があるリサーチ・クエスチョン群のごく一部にすぎない．専門職が職場で行う研究であれば，自分のフィールドで行える研究に限定されるので，あまり迷うことはない．しかし，研究方法を学ぶために，大学院に出願する場合，基礎研究から応用研究まで，幅広い研究のなかから，自分のやろうとする研究の種類を選びとることになる．指導教員になって欲しい研究者を探す場合には，各教員が過去に取り組んできたり，現在取り組んでいたりする研究テーマやプロ

ジェクトなどを参考にする．ほとんどの場合で，指導を希望する教員に受験前に相談することが勧められていたり，願書に受け入れ予定教員の署名を必要としていたりする．指導(予定)教員を決めるためにも，研究にはどのような種類があり，自分がやりたいのは，そのなかのどのような種類や性格のものなのかを考えて選びとる必要がある．

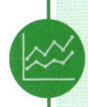

研究の種類
―基礎研究・応用研究・橋渡し研究

　第1章で，研究にも多くの種類があること，フェーズによる分類については紹介した．ここでは，それ以外の分類について紹介する．

　研究は，大きく基礎研究と応用研究の2つに分けられてきた．これは研究の目的やフィールド・研究対象・方法などによる分類で，その研究成果の主な利用者も異なっている．

　基礎研究(基礎科学)は純粋科学とも呼ばれ，ある現象の背景にある普遍的な法則を解き明かすことを目的に，厳密な科学的方法論を用いて行われる研究である．いろいろな生命現象を，ミクロの要因で説明しようする分子生物学などが典型である．そこでは結果に影響を与えうる各種のバイアスや条件をコントロールすることで，真実に迫ろうとする実験などの手法が用いられる．その研究成果を活用するのは，臨床・実践家ではなく，同じ基礎研究や薬物の開発に取り組んでいる研究者である．基礎研究で得られる知見は普遍的なものを捉えているので，国境を越えた汎用性も高い．そのため，研究成果は国際的言語である英語の論文として公表される．

　一方，応用研究には，臨床での応用を意図して臨床場面で行われる臨床研究，現場をフィールドとした実践(のための)研究，社会実装のための実装研究政策を対象とし政策に役立つことを意図している政策研究などと呼ばれたりする多様な研究が含まれる．その成果物である

論文を読んだり利用したりするのは，臨床家や実践家，政策立案・執行者である．その人たちに広く読まれるのは，日本では英語でなく日本語で書かれた論文である．

応用研究のほうが有用性が高いようにみえるが，条件が異なるところでは通用しないことが多く，一般化可能性や普遍性は低いことがまれでない．対する基礎研究は，その対象がミクロな世界であったり，厳しく条件をコントロールしたりするために，現実社会・現場とはかけ離れた対象や条件における知見にとどまるともいえる．また英語論文として発表されるだけでは，日本社会や現場への適用・応用・普及に直結しないという面もある．

基礎科学の発展に伴い，応用と乖離する傾向が強まってきた．日本は，国際的にみると，基礎研究には強いが，臨床研究は弱いといわれ，両者をつなぐ研究の必要性が指摘されるようになった．それが，橋渡し研究とかナレッジ・トランスレーション(knowledge translation，知見の翻訳)などと呼ばれるものである．基礎研究で得られた知見をどのように臨床や政策，商品に翻訳(translation)して社会に実装(implement)するのかに主眼を置いた研究や取り組みである．

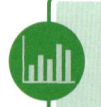

不足している研究人材と学部生研究室配属・社会人大学院のねらい

せっかく基礎研究(基礎科学や純粋科学)が明らかにした根拠があっても，それらの多くは(臨床・実践・政策)現場の個別事情や文脈まで考慮したときには適用や応用が難しいことがよくある．また現場での意思決定に必要で役立つ根拠となる臨床・応用研究は決して多いとはいえない．例えば，約2,500の治療法の効果をまとめたBMJ Clinical Evidence[1]をみると，「有益である」「有益らしい」治療法を合わせても36%にとどまる．つまり科学的な知見に基づかない「経験と勘」や「勘

と度胸」に基づく意思決定に頼らざるをえない場面は多いのだ.

　周りからみると科学的にみえる医学ですらまだこんな状況であることが, 医学部学生の研究室配属実習が行われるようになった背景にある. 科学的根拠に基づく医学や実践(Evidence Based Medicine/Practice：EBM/EBP)を進めるには, まだまだ研究が必要であるにもかかわらず, 研究を担う人材が足りていない. それまでに正しいとわかった知識をひたすら覚えた専門医や専門職が増えるだけでは臨床・実践の質は高まらない. 多くの専門領域で, 研究マインドと方法を身につけた専門職を増やし, エビデンスそのものを増やす必要がある. これらが学部生の研究室配属や社会人大学院生を受け入れる大学院のねらいである.

意思決定の根拠と研究の位置づけ

　文脈(縦軸)とエビデンス(横軸)という 2 軸を置いた図 3-1[2]で, 両者の関係を考えてみよう. 文脈とは, その意思決定などをするときの環境や経過, 関係者の思い, 成り行きなどの個別事情のことである. 同じ「適当」という単語でも, 前後の「文脈」によって「適切である」というよい意味にも, 悪い(よくない)意味でも使われる. 誰かに必要な情報を提供しないまま「適当にやっといて」といった場合(文脈)なら, あまりよい意味ではない.

　図 3-1 の縦軸は(臨床・実践・政策)現場における文脈, 横軸は(政策に対する臨床, 臨床に対する分子生物学など)よりミクロな世界での要素的な基礎科学におけるエビデンスとしてみることができる. 左上に行くほど, 文脈重視でエビデンス不足・軽視, 右下ほど, より現実世界における文脈を離れた普遍的だが要素的なエビデンスの追究である.

　禁煙政策など健康政策を例にとると, 図 3-1 の右下にあたる「タバコ

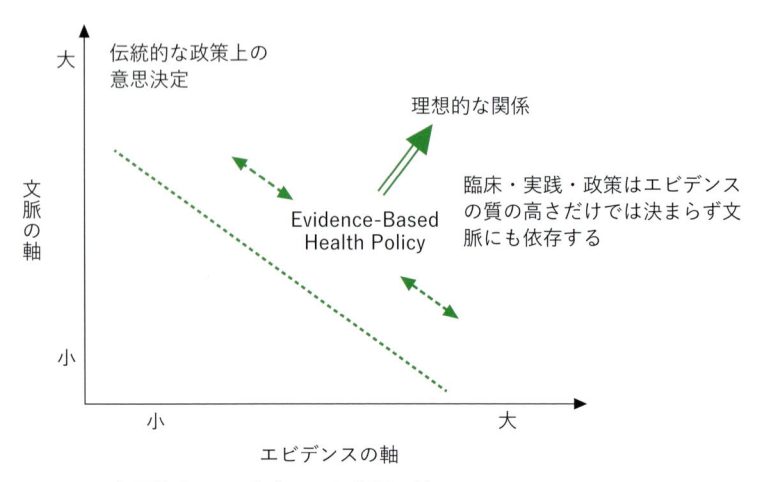

図 3-1　意思決定とエビデンスと文脈の軸
〔Dobrow MJ, Goel V and Upshur R：Evidence-based health policy—context and utilisation. Soc Sci Med 58(1)：207-217, 2004 より転載, 改変〕

は健康に有害」とか「有害物質はニコチン」などの科学的根拠(エビデンス)がいくら蓄積されても，それだけでは，必ずしも公共空間の禁煙などの健康政策の現実社会への導入に至らなかった．狭義の(基礎)科学的根拠だけでは，現実を変えるには不十分なのだ．なぜなら上方に位置づく障壁・事情・文脈(例えばタバコ販売会社や農家，さらには税収など多くの利害関係が絡むもの)を視野に入れていない臨床研究や基礎研究だけでは，禁煙につながる政策の導入の十分な根拠とならないからだ．言い換えれば，従来の政策や実践現場における意思決定は左上にあたる文脈重視，エビデンス不足・軽視の傾向がある一方，文脈が考慮されていない右下に位置づくエビデンスだけでも無力であった．つまり，左上か右下のどちらかに偏っていた．しかし，それでは現実社会はよい方向には変わらない．そこで，エビデンスと文脈の両方を考慮した意思決定に寄与する，両者をつなぐ実装研究または橋渡し研究の重要性が認識されたと考えられる(コラム 9)．

コラム 9　実装科学・橋渡し研究

　実装研究/科学(implementation research/science)あるいは橋渡し研究(translational research)と呼ばれる領域が登場した．世界保健機関(World Health Organization：WHO)の定義によれば，実装研究とは，実装に関わる疑問に関する科学的な研究のことである(**表 3-1**)[3]．

　実験的な条件下で無作為化比較対照研究のような厳密な方法で検証された「効能(efficacy)」は，必ずしも現実社会における同等の「効果(effectiveness)」を意味しないことが知られるようになった．そこで臨床から政策までの介入を現実社会に実装するうえでのいろいろな問題を解明する研究段階・領域の必要性が指摘されるようになった．基礎研究から社会実装への橋渡し研究も類似した考え方である．

　一例を挙げれば，要介護リスクとして社会的孤立など社会的要因が重要であることを明らかにした疫学研究から，実際に社会参加の場を増やす地域介入研究を行い効果を検証し，介護予防政策の見直しにつなげた日本老年学的評価研究(Japan Gerontological Evaluation Study：JAGES p.243)などがある[4,5]．

表 3-1　実装研究

研究段階		研究の場	主な関心	典型的な研究手法
実装前研究	基礎研究	研究室	実装には無関心	少数例での研究
	臨床効果検証	実験的環境	効果はあるか	RCT*
実装研究	実装向け効果検証	一部対照を含む現実社会	効果はあるか	準実験的/観察研究
	実装導入	現実社会	効果に影響する要因は何か	観察/参加型研究
	実装普及	現実社会	やり方の変化や違いによる差は？	普及時の準実験的/観察研究

*RCT：無作為化比較対照試験(randomized controlled trial)2 章 p.21
〔David H. Peters, Nhan T. Tran and Taghreed Adam：Implementation research in health：a practical guide. World Health Organization, 2013　http://www.who.int/alliance-hpsr/alliancehpsr_irpguide.pdf(2018 年 8 月 27 日アクセス)をもとに筆者作成〕

現場での研究の必要性

　(臨床・実践・政策)現場には，解決すべき疑問・問題がごろごろと転がっている．しかも，人口高齢化や技術進歩などに伴って次々と新しい問題が発生しているにもかかわらず，意思決定の判断根拠となるエビデンスが不足していた．そのために「経験・勘・度胸」抜きには対応できず，文脈や経験重視で意思決定するしかなかった．しかし，文脈重視の意思決定のなかには誤ったものや効果不明なものが意外に多く，それを無批判に継続していては，現場の質が高まらないことがわかってきた．それにつれ，図 3-1 の左上の「経験・勘・度胸」に基づく伝統的・政治的な(科学的根拠に乏しい)意思決定ではなく，右下の現実・文脈から離れた科学的根拠だけでもない，両者をつなぐ根拠に基づく政策(形成)〔evidence based policy(making)〕の重要性が認知され，図 3-1 の右上に向かう必要が語られるようになってきた．

　政策だけでなく臨床や実践場面でも事情は似ている．図 3-1 の左上にあたる経験に基づく意思決定だけでなく，右下に位置づく基礎研究だけでもない，両者をつなぐ実装研究や橋渡し研究，科学的根拠に基づく医療/実践から，さらに右上に向かう理想的な関係が求められている．

　現場の課題は，現場を知らないと解決できない．(臨床・実践・政策)現場での重要性からみた優先課題の設定も，分析に必要な(言葉やデータにしにくい情報を含む)情報収集も現場を知らないとできない．なぜ理屈に合わない意思決定がなされているのかという考察においても，現場でないとわからないことは多い．関与する主体の力関係や文脈について理解できると，そこに一種の人間社会における必然性(？)を見出せて，説明できることも少なくない．一方，現場には，研究上の制約が多く，伝統的な科学的基準からするとエビデンスの質が低い研究が多くなりがちである．研究目的だからといって，患者の希望や人権など，研究者が勝手にコントロールしたり無視したりできない要

因が多くあり，しばしば文脈に依存せざるをえないからである．

　今後，望ましい姿に近づくためには現場での研究による科学的な知見の蓄積と活用の必要性は高まるだろう（コラム 10）．それがどれほどのスピードで，どれほど大きな流れになるのかは，そのような「現場での研究」を担う，現場がわかる研究者，現場で（臨床・実践・政策・実

コラム 10　新しい科学

　現場での科学的根拠作りには，伝統的な科学とは異なる，いくつかの特徴があると思われる．ギボンズ[6]によれば，伝統的な科学（モード 1）の特徴には，明確に規定された専門家集団や discipline（個別学問領域）の内的論理・階層・方法論・基準があり，研究の質は，専門家でなければ評価できなかった．一方，これからの科学（モード 2）では，学際的（trans-disciplinary）で，社会に開放され，学際的集団のみならず，実践家集団も参加して問題解決のために協働（コラボレート）する．その研究の質は，研究者内部の基準でなく，問題解決に寄与したか否かなど，社会的コンテクストによる複数の基準で評価されるという．実装研究/科学（コラム 9）にあたるものだろう．

　伝統的な科学では，バイアスの抑制や交絡要因の調整などをできる限り追究し，きれいなデータを入手し高度な分析を行うことが求められ，データ取得から論文化まで数年かかることが珍しくなかった．しかしそれでは，分析結果を現場に適用することが難しく，しかも数年前（昔）の評価結果しか得られない．それでは，現場での「今，ここで」の意思決定や（保健・医療・福祉）サービスの質の向上には活かすことが難しい．現場では意思決定後の 100%正しい知見よりも，決定前に 8 割正しい知見が求められている．現場の意思決定とサービスの質向上には，「現場のための，現場の担い手も参加する，現場での課題解決型の研究（モード 2）」のほうが，伝統的な科学論文（モード 1）よりも有用性が高いと評価される時代が近づいているように思われる．理想的な無作為抽出法によるサンプリング方法にこだわるよりも，リアルワールドの全数（までいかなくとも大規模な）ビッグデータの時代到来とともに，従来よりも「汚くても迅速な（dirty but quick）」なデータや分析結果のフィードバックを重視する動きが高まると予想している．

装)研究する人材が増えるスピードと規模で決まる. 研究は, その担い手なしには進まないからである.

 ## 理論主導かデータ主導か

　もう1つの研究の分類は, 理論(仮説)とデータのどちらが先にあるのかで分けるものである. 理論が先にあるものを理論主導(theory driven), データが先にあるものをデータ主導(data driven)な研究(者)などと呼ぶ. モデルとなる研究の流れは, 研究構想が先にあり, 理論に基づく検証仮説のために必要なデータを集める理論主導のアプローチである. しかし, 研究に用いる良質なデータを得るには, 時間と手間, 費用がかかる. それを節約する方法の1つが, 既に利用可能なデータを使い, そのデータでできる研究を考えるデータ主導なアプローチである. データ収集にかかる時間を節約できる分, 後者のほうが効率よく論文を書くことができるが, データによる制約を受ける.

　院生が, 自分で仮説を考え, それに必要なデータを集めた場合, 意図したような良質なデータが取れず, 限られた期間内に論文にまとめられない(だから学位が取れない)ことがある. そんなとき, 指導教員が取り組む研究プロジェクトなどで収集済みのデータ主導で論文をまとめることになる. ただし, この方法には批判もある. 研究の醍醐味は, 新しい理論や検証仮説(群)を考え, 自分でデータ収集し, 新しい学術領域を切り拓くことにある. それができる研究者は, データ主導アプローチの経験しかない者のなかからは生まれない. 研究者を育てるのであれば, 理論主導の研究を経験させるべきだという意見である. 一方, 研究を続けられるのは, 多くの場合, 研究職・教育職である. そのポストを得るには, ある程度以上の業績が必要となる. そのため, 論文を効率よく書いて, 業績を積み上げるなかで, 研究力量をつけつつ, 徐々に自分の検証仮説を育て, その後に研究費を得て, 理

論主導型研究に取り組めばよいという意見もある.

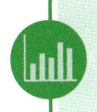 ## 研究の種類選択のときに気をつけるべきこと

　基礎研究と臨床・実践・実装・政策研究などの応用研究，そして橋渡し研究，理論主導とデータ主導アプローチのうち，どれが高級と決まっているわけではない．どれのなかにも質の高い研究と低い研究があり，意義と限界，乗り越えるべき苦労がある．いずれを選ぶにしろ，自分の選択したアプローチが持つ強みとともに短所・限界も理解し，埋め合わせをする努力が必要である.

　結局，どれを選択するかは，本人の価値観である．自分の価値観を見極め，研究の種類を選択する判断材料を得るためにすべきなのは，先行研究に触れることである．「こんな研究をしてみたい」と思える先行研究や研究者に出会ったり，相談したりしたことがきっかけで，方向が決まることが少なくない.

　迷いすぎるのもよくない．やってみることでわかることも多いからである．ある程度考えたら，始めてみることも大切である．研究は 1 つしかできないわけではない．1 つの領域を切り拓くには，異なるアプローチによるいくつもの研究を積み重ねる必要がある．まず 1 つ目の研究を選ぶにすぎないともいえるのだから.

文献
1) Clinical Evidence.
   https://www.ncims.com/wp-content/uploads/2016/01/HWClinical-Evidence.pdf(2018年 8 月 7 日アクセス)
2) Dobrow MJ, Goel V and Upshur R：Evidence-based health policy—context and utilisation. Soc Sci Medi 58(1)：207-217, 2004
3) David H. Peters, Nhan T. Tran, Taghreed Adam：Implementation research in health：a practical guide. World Health Organization, 2013
   http://www.who.int/alliance-hpsr/alliancehpsr_irpguide.pdf(2018年8月27日アクセス)

4) Centre for Health Development：New Project Featuring Japan's Good Practice in Research-to-Action for Healthy Ageing. WHO Kobe Centre, 2017
http://www.who.int/kobe_centre/mediacentre/jages/en/（2018 年 8 月 27 日アクセス）
5) Kondo K, Rosenberg M,（ed）：Advancing universal health coverage through knowledge translation for healthy ageing：lessons learnt from the Japan Gerontological Evaluation Study. World Health Organization, Geneva, 2018
6) ギボンズ M（小林信一監訳）：現代社会と知の創造—モード論とは何か．丸善，1997

研究の種類の選択のためのチェックリスト

☐ やりたい研究は，基礎研究，応用研究，橋渡し研究のうちどれか

☐ 当面取り組むべきは理論主導かデータ主導か

☐ 自分が選択した種類・方法の長所と限界を説明できるか

☐ 選択した種類・方法の長所や強みを伸ばすためにやるべきことを説明できるか

☐ 選択した種類・方法の限界を克服するためにやるべきことを説明できるか

☐ 「こんな研究をしたい」と思える研究をみつけたか

第4章

論文の種類

　論文を書くためには，かなりの数(数十本でなく3桁)の論文をまず読むことが必要である．論文をあまり読んだことのない人は，論文にもいろいろな種類(タイプ)があること，(原著)論文には基本構成があることにすら気づいていない．修士・博士論文などの学位請求論文を書いたり，論文の投稿を考えたりするのであれば，どの種類の論文を書こうとしているのか，自覚している必要がある．なぜなら，編集委員会や査読者が求めるものが論文のタイプによって異なっており，それを満たしていない場合には，採択にならないからである．

　そこで第4章では，これから書こうとしている論文の種類がどれで，そこに期待されているものが何なのか確認するために，論文の種類について説明する．

論文の種類

　学術論文とみなされるもののなかには，原著(オリジナル)論文，症例報告，調査，総説(レビュー)論文など(**表4-1**)[1]がある．断っておくが，これらは網羅的なリストではない．学術分野や研究の種類(歴史・理論・実証・実験など)，雑誌によって呼び名や定義も違う．いくつかの性格を併せもっていて(境界に位置していて)，評者によっては同じ論文を異なる分類にすることもある．そのせいか，これらの違いについては論文を探したり書いたりするときに，必要性が高いわりに，説

表4-1 論文の種類

解説論文	あるテーマについて解説をしたもの．特集論文など編集委員会からの依頼論文
総説（レビュー）論文	文献を整理し，到達点を明らかにし，今後の研究課題を示すもの
原著（オリジナル）論文	オリジナルな内容のもので科学的な手順を踏んだもの
短報	短さが特徴ではなく，速報性に意義があるもの
調査	対象が新しいもの，誰も実施していないような調査で情報として価値があるもの
症例報告	1〜数例の報告だが，新しい疾患概念や技術など，臨床的・学術的に価値のある症例の報告
研究ノート・資料，その他	編集委員会が原著論文とみなさなかったものや単著にまとめる過程のノート・資料，ディスカッション・ペーパーやワーキング・ペーパーなどがある

〔「総合リハビリテーション」編集室：上手なリハビリテーション論文の書き方―改訂版．
総合リハ 39(1)：89-94, 2011 を参考に筆者作成〕

明を受けたことがないという大学院生は多い．そこで，よくみられる
種類を取り上げ説明する．

◆ 解説論文

　日本の学術論文のなかで，おそらく一番多い論文のタイプは，ある
テーマに関する研究の到達点をまとめて，解説している論文である．
学会(学会誌)や出版社が発行している雑誌(商業誌)の編集部から依頼
されて書かれた特集論文や，広くは教科書もこれにあたるであろう．
　そのテーマに詳しいと編集委員がみなした人が書いている．だか
ら，これから学ぼうという人が，全体像を概観したり，新しい知識を
得たりするのに適している．しかし，査読を経ていることはまれで，
新しい知見や概念，多くの文献リストが含まれていなければ，狭義に
は研究発表業績とはみなされない．まして院生や駆け出しの研究者が
書くと，「お勉強のまとめ」や「研究ノート」「資料」にとどまってしま
う．だから，学位請求論文では，解説論文をモデルにしてはいけない．

◆ 総説（レビュー）論文

　あるテーマに関する論文をたくさん集めて，研究の到達点と今後の研究課題を述べている論文である．解説論文との違いは，文献リストの充実ぶりをみるとわかる．絶対的な基準はないが，総説論文では，原著論文を中心に数十本以上の文献が引用されている．その領域の研究の到達点や主な先行研究文献，今後の研究課題などが，1 本の論文でわかるところに学術的な意義がある．

　その総説論文があるおかげで，文献の検索や収集の手がかり，個々の論文を読み込む前のオリエンテーションが得られ，その学術分野の研究を蓄積し進歩させるうえで有用なので研究業績として評価される．初学者を対象とする多くの解説論文とは異なり，その分野の研究者にとっても価値ある知的生産活動が加えられているものである．学位請求論文の一部として，取り上げるテーマの総説論文を，1 本の論文または第 1 章として書いたものを提出することが求められる大学院もある．

◆ システマティック・レビューとメタアナリシス

　総説論文のなかには，システマティック・レビュー（systematic review，体系的あるいは系統的総説）と呼ばれるものがある．これは，文献収集するときに対象とすべき論文が漏れなく集められるように，文献データベースで関連するキーワードを使って文献を体系的（系統的）に集め，そのプロセスも記述したものである．人は，無意識のうちに自分の主張に沿う論文を集める傾向がある．自分の仮説には合わないものも含めて，網羅的に集めて，研究の到達点を明らかにしているので，総説論文のなかでもより価値が大きいとみなされる．システマティック・レビューは，どのようなテーマでもできるわけではない．同じリサーチ・クエスチョンについて多数の研究が蓄積されているテーマでのみ可能である．

　メタアナリシス(meta-analysis, メタ分析)とは，原著論文で公表されている結果や著者からデータの提供を受け，複数のデータをプールして，再分析し，量的な結果を示したものである．

◆ 原著(オリジナル)論文・短報

　他の論文にはない，何かしら新しい(オリジナルな)ものが含まれている論文である．「オリジナルな」というなかには，新発見はもちろん，テーマの新しさ，枠組みや切り口の新しさ，概念の新しさ，方法論の新しさなど，いろいろなものが含まれる(表2-2, p.27)．依頼(されて書いた)論文ではなく，投稿(された)論文で，査読者・編集委員によって査読される(コラム11)．書き直しを求められることが多く，水準に満たないものは掲載されない．学位請求論文の中核部分にふさわしいのは，この原著論文である．

　英文誌には，原著論文を中心とした雑誌が少なくない．一方，日本語雑誌で，原著論文ばかり集めた雑誌は珍しくなってしまった．その背景には，著者が日本人でも原著論文は英文誌に発表されることが増

> **コラム11　査読制度**
>
> 　その雑誌に掲載するに値する論文かどうかを別の研究者が読んで審査し，改善すべき点を指摘することを通じて，論文の質を高めることを目指す手続きを査読(制度)と呼ぶ．第三者である研究者が価値ある論文だと認めた場合のみ採択(accept)されるので，査読を経て掲載された論文は価値が高いとみなされる．そのため研究発表業績に，各論文が「査読あり」か否かを示すよう求められることがある．
>
> 　投稿された論文を読んで意見を書く人を査読者〔レビューワー(reviewer)，レフリー(referee)〕と呼ぶ．雑誌によって編集委員が兼ねる場合と外部査読者が担当する場合があり，投稿者も査読者も匿名の場合，あるいは，そうでない場合もある．

えたという事情がある．

　「新しい」というためには，それに関わる先行研究で，既に何がわかっていて，何がわかっていないのか，どんな論争や弱点があるのかなどの「(学術的)背景」を踏まえる必要がある．「目的」や検証仮説が明確であること，追試して再現性を確認したり反証したりすることが可能なように「対象や方法」が明示されていること，「結果」(事実・根拠)と「考察」(解釈)が書き分けられていることが必要である．以上を踏まえて「結論」が書かれていなければならない．つまり，第7章で詳しく説明するように，「背景」「目的」「対象と方法」「結果」「考察」「結論」などの構成・構造・見出しに沿って書かれた論文である．

　速報性を重視した「短報」という分類がある雑誌もある．短いことに特徴があるのではなく，限られた症例数などから得られた知見であっても価値があり，原著論文と同様に新規性や考察が必要である．

　一方，原著論文とみなされないものとは，「お勉強のまとめ」(本人にとっては新しい発見・学びであったとしても査読者にとっては「常識の確認」)だけで「何が新規性なのか」がわからない，あるいは「ある事実(個別事例)の記述だけ」「いろいろな事例・現象・側面・方法を示すだけ」で，それらの事象の統一的な説明や，それらが持つ意味・構造・効果・関連要因などが示されていないもの，普遍性の乏しいものである．

◆ 調査・症例報告

　一方，検証仮説が明示されていなくても，次のような条件を備えていれば調査や症例報告として学術誌に掲載される．先行研究を踏まえており，今まで調査されていなかったものを対象に，質の高い方法論で，調査して新しい事実を明らかにしたり，少数例でも新しい疾患概念や技術などの可能性を示したりして，情報として価値がある内容を報告していること，得られた知見の信頼性や妥当性，その所見が持つ意義やその所見の背景にある要因や法則を考察し，調査結果の一般化

や普遍化を試みていること，そして調査の限界などについての考察をしていることである．

これらの条件を満たしておらず，「調べたら○が□％でした」「こんな症例がありました」という事実のみ，あるいは既に知られていることの追認だけで，得られた知見の背景にある要因などを引き出したり考察したりしていなければ，報告(書)にはなるが質の高い学術論文とはみなされない．

◆ 研究ノート・資料，その他

研究ノートや(研究)資料には，査読者によって原著論文としての水準を満たしていないと判断された「研究に向けたノート・資料」もあるが，社会科学系の学会誌のなかには，査読を経て採択された原著論文でやや短い(といっても，社会科学系では医学系よりも長いことが多く，10,000〜16,000 字程度の)ものを研究ノートと呼んでいる例もある．後に，それらがまとめられて，学術書(単著)として出版される場合もある．

経済学など社会科学系の分野によっては，査読制度のある雑誌(と掲載される論文数)が少なかったり，査読が厳しかったりするために，査読を経て公表されるまでに数年間かかってしまったり，査読に通らないことがある．そのような分野では，論文をディスカッション・ペーパー(discussion paper)とか，ワーキング・ペーパー(working paper)などの分類で公表しているものもある．

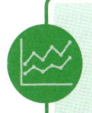 **院生や研究者を目指す人が書くべき論文はどれか**

　一般に学術的な価値が高いとされるのは，先行研究の到達点と課題を明らかにした総説論文と，それらを踏まえた原著論文である．原著論文は，先行研究の到達点を踏まえていることが前提なので，原著論文の背景や導入・序論(introduction)には先行研究レビューが含まれている．そのため社会科学系や数本分の論文を束ねた長い論文の提出が求められる大学院では，研究課題についての総説論文が，学位請求論文の第1章となる．また記述的研究(p.7)であっても価値がある極めて新しい事象を扱っているのであれば，調査や症例報告，短報も学位請求論文に含まれることがある．

　つまり学位請求論文や投稿論文として目指すべきは総説論文や原著論文，あるいはレベルの高い短報，調査，症例報告である．執筆依頼を受けてもいないのに，解説論文を書き出してはいけない．

文献
1）「総合リハビリテーション」編集室：上手なリハビリテーション論文の書き方―改訂版．総合リハ 39(1)：89-94, 2011

論文の種類に関するチェックリスト

- ☐ 自分が書くべき論文の種類がどれか自覚しているか
- ☐ 解説論文：書く資格（編集委員会からの依頼）があるか
- ☐ 総説（レビュー）論文：特定の研究課題に関わる文献が多数引用され，研究の到達点と課題がわかるか
- ☐ 原著（オリジナル）論文・短報：新規性があり形式が整っているか
- ☐ 調査・症例報告：新規性のある知見と考察があるか

第 2 部

構想・デザイン・計画立案

研究テーマの育て方

　「研究テーマはどう考えたらよいのか」「絞りきれないとき，どのように決めればよいのか」など，初心者のテーマに関する悩みは大きい．少し研究をしたことがある人の悩みには「今までのテーマからどうやって育てればよいのか」などもある．

　研究テーマやリサーチ・クエスチョン（研究課題）の善し悪しが，研究にとって決定的に重要だ，などといわれるから余計に悩む．研究とは，あるテーマを定め，それに関わるリサーチ・クエスチョンを設定し，それに答えるためのデータを集め，そこから根拠を示して答えるプロセスである．いくらデータ収集以降のプロセスが優れていても，テーマやリサーチ・クエスチョンがパッとしない場合，その答えや研究としての評価もパッとしないことが多くなる．答えは，どのような問いを立てるのかによって決まるからだ．しかも，テーマやリサーチ・クエスチョンは，研究する人が自由に設定できる．「君の自由だ」などといわれると，なおさら悩みが深くなる．

　「悩む」のと「考える」のは違う（コラム 12）．第 5 章では，研究テーマを設定するうえで知っておくべき研究テーマの大きさや，研究者を目指す人および初心者向けの「研究テーマの育て方」について述べよう．

何を決めなければならないのか

　「どうしたらよいかわからない」と悩んでいる人に聞いてみると，

ゴールと，そこに至るプロセス(道筋)がわかっていないことが多い．
研究テーマを決める場合，第 2 章「よい研究の条件」で説明した条件を
満たしている研究テーマを選ぶことがゴールである．自分の研究テー
マとは，自分が知りたいことだから，自らに問うしかない．「これか
な？」とか「あれかも？」と思いついた研究テーマの候補が，吟味すべ
き対象である．プロセス(道筋)は，それらを書き出すことから始め，
次に関心があるテーマを俯瞰し，絞り込み，そして育てることである．

 ## 研究テーマの大きさと俯瞰図

俯瞰するときに知っておくべきなのは，研究テーマにもいろいろな

 ### コラム12　「悩む」ことと「考える」こと，問題解決プロセス

　「悩む」とは，ゴールや進むべき方向がわからず，「ああでもない，こう
でもない」と悶々として，「どうしてよいかわからない」と苦しんでいる状
態である．一方，「考える」とは，「目指すべきゴールやそれに近づくため
に進むべきはどの方向か？」という明確な問いへの答えを出すために，集
めるべき情報は何かを分析し，次に必要となる手立てを整理して，行動を
起こすための思考過程である．「悩む」のが，同じ所をぐるぐると堂々巡り
して非建設的なのに対して，「考える」のは，一歩ずつゴールに向かう着実
で建設的なプロセスである．
　問いへの答えを引き出すための「考え方」には，研究に限らず，実践や教
育場面でも共通する手順がある．①問題を特定し，②収集すべき関連情報
の対象と情報収集の方法を見定め，③実際に情報を集め，④それをもとに
問題解決の道筋を分析し，⑤結論を導くことである．この問題解決のプロ
セスは，まさに，①目的やリサーチ・クエスチョンの設定，②対象と方法
の定義，③データ収集と結果の記述，④考察，⑤結論という研究のプロセ
スそのものである．

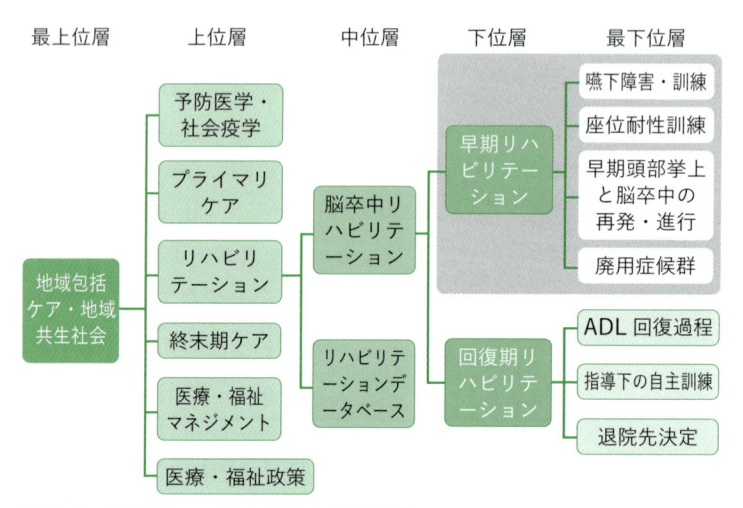

図 5-1　研究テーマの大きさと階層構造
ADL：Activities of Daily Living

大きさと（最）上位から中位・（最）下位に至る階層構造があることだ．
研究には，1つの学会発表や原著論文で扱える大きさの（最）下位層に
あたる研究から，数冊の本がないと描き出せない（最）上位層にあたる
大きな研究テーマまである．階層構造を考えながら，自分の関心テー
マを整理し俯瞰できる樹形図を作る（図 5-1）．

　筆者が取り組んできた研究テーマでいえば，「嚥下障害・訓練」[1]に
始まり「座位耐性訓練」[2,3]，「早期頭部挙上と脳卒中の再発・進行」[4-6]，
「廃用症候群」[7]などへと展開してきた．これらはバラバラのテーマと
もいえるが，「早期リハビリテーションの研究」としてまとめることが
できる．その後「ADL 回復過程」[8]や「指導下の自主訓練」[9]，「退院先決
定」[10]などの研究も加えたら書籍『脳卒中リハビリテーション』[11]と
なった．

　同様に「プライマリケア」[12-14]や「終末期ケア」[15,16]「医療・福祉マネ
ジメント」[17]，「医療・福祉政策」[18,19]，「予防医学・社会疫学」[20-25]など
の研究にも，それぞれに数冊の本が必要であった．これら全体を俯瞰
してみれば，「地域包括ケア」あるいは「地域共生社会」という，より大

きな（上位の）研究テーマを追究してきたといえなくもない．

　いろいろと思いついた，一見まとまりがないようにみえるもので
も，階層構造で捉えていくつかのより大きなテーマにまとめて整理す
れば，自分の関心があるテーマの俯瞰図ができる．これらのうち1つ
の学会発表や研究論文で扱えるのは，最下位層にあたるもので1つ（か
ら密接に関連する3つ程度まで）のリサーチ・クエスチョンである．つ
まりこのような俯瞰図を作成したうえで，最下位層に焦点をあてて，
本書の第2章を読み直し，いろいろな視点から条件を満たさないテー
マを削除して候補を絞り込み，そして育てていくのである．

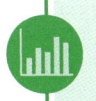
博士論文・研究者を目指す人の テーマの育て方

　研究にも，初級段階から博士取得，研究者になって以降までいろい
ろな段階があり，その段階にふさわしい研究テーマの考え方がある．
修士課程であれば，1本の論文でよい．しかし，博士課程や研究者を
目指す人なら数本分の論文を書ける研究計画を描けるテーマが欲し
い．博士課程に入学したときには，もし研究がうまくいったら研究者
の道を歩んでみたいと（密かに）思っている人は多いだろう．研究者に
なるための条件の1つが，10年かけて追究し数本〜数十本の論文が書
ける，下位〜中位のテーマ（リサーチ・クエスチョンのかたまり）を設
定できることである．

　よいテーマなら3本程度の研究論文を書けることが多い．1つは，
あるテーマについて，①総説（レビュー）論文，②横断研究による仮説
提示，③縦断研究による仮説検証，あるいは，①知られていなかった
現象の記述，②類型化，③機序の解明などと深める方法である．

　もう1つは，図5-1 に示したような1つの（中・下位）テーマを構成
する他の（最）下位テーマへ展開する方法である．あるいは，最初の研

究の対象疾患や年齢を超えて普遍性のあるテーマへと展開する方法である．特異性が高いほうが，発表すべき学会や分科会，読者を具体的に想定しやすくなるが広がりは小さくなる．普遍性の高いテーマのほうが適用範囲は広くなるが，どの学会や雑誌の読者を対象とすべきなのかがあいまいになる．

　1つのテーマに関して複数の論文を発表していると，研修会の講師や学会のシンポジスト，論文執筆などの依頼が舞い込むようになる．やがてそれらを本にまとめれば，一人前の研究者，エキスパートとみなされるだろう．研究者を目指すのなら，数〜十年で，本1冊にまとめられる大きさのテーマを考え育てることを勧める．

 ## 初心者における研究テーマの育て方

　初めての学会発表や論文を書くような初心者なら，自分の興味や面白さ優先で構わないと思う．取り組むべきテーマを探すため，自分に問うべきは「どんなテーマに関心があるか」「大切だと思っているテーマは何か」「何を知りたいか」などである．

　臨床で当たり前に行われていることに，どの程度の根拠があるかなどと，批判的に吟味しながら，何かリサーチ・クエスチョンはないかと考える．そして自分が経験した症例データをまとめ分析するなかで意外な発見をしたり，批判的に吟味する科学的な思考プロセスの面白さに目覚めたりする．そんな研究マインドを持って臨床をするようになると，「専門家の報告・意見・経験」という低いエビデンスレベル（表8-1，p.81）にとどまっているものが多いことに気づく．

　この段階では，必要な手順や方法を学んでから研究を進めるというより，研究（らしきもの？）を進めながら，泥縄（泥棒を捕まえてから縄をなう）式に学ぶ．分析が終わってから，先行研究レビューやバイアスを避ける研究デザインの重要性，統計学的検定の必要性などを知る．

先行研究を集めて読んで，自分では意外と思った発見が，既に多く報告されていることに気づく．それでショックを受けるよりも「こんな広くて深い世界があったのかあ」などと感心している段階である．

　この時期に，魅力的な研究をしている先輩や研究者，指導者(メンター)に出会えた人は幸運である．ロール(役割)モデルを得て「格好いい！」などとあこがれ，将来の自分が研究発表をしている姿を思い浮かべるようになる．ホームページなどを検索して，取り組んでいる研究課題や業績をみて「こんな研究をやってみたい」と思えた人が(大学院で)指導を受けるべき人である．

　つまり，初級段階では，唯一の正解とか最高のテーマをみつけるというよりも，それを追究すること自体が楽しいとか，面白いとか意義が大きいと思える研究テーマや指導者と出会えることが重要である．

初心者は相談を

　もう1つ，初心者が研究テーマを考えるときにやるべきことがある．先輩や指導者に相談することである．彼らは研究について経験を積み，その研究テーマの意義や新規性や実現可能性，あるいはどのような困難が待ち受けているのかなどについての判断材料を，初心者よりたくさん持っている．

　ただし，本人がどのようなことに関心があるのかわからないのでは，相談される側も困ってしまう．図 5-1 のような俯瞰図を作ったうえで，自分なりに取り組んでみたいテーマをいくつかと，その理由や根拠などを説明できる資料は準備して欲しい．

　もう1つ気をつけるべきなのは，最後は自分で決めることである．研究には，思うように進まない局面やコツコツと気の遠くなるような作業や地道な努力を求められる局面が必ずある．そのときに，誰かに勧められたというだけでは踏ん張りがきかなくなるからだ．

文献

1) 近藤克則，二木立：急性期脳卒中患者に対する段階的嚥下訓練．総合リハ 16(1)：19-25，1988
2) 近藤克則，戸倉直実，二木立：脳卒中早期リハビリテーションの実際(1)―座位訓練とそのリスク管理．総合リハ 18(12)：929-934，1990
3) 近藤克則，二木立：脳卒中早期リハビリテーションの問題点―坐位訓練の開始時期．医のあゆみ 163(5)：299-302，1992
4) 近藤克則，戸倉直実，二木立：脳卒中患者の発症直後の再発・進行の研究(第1報)再発・進行頻度と入院時重症度．リハ医学 30(9)：639-646，1993
5) 近藤克則，戸倉直実，二木立：脳卒中患者の発症直後の再発・進行の研究(第2報)病型・病巣部位別などによる検討．リハ医学 30(10)：710-716，1993
6) 近藤克則，戸倉直実，二木立：脳卒中患者の発症直後の再発・進行の研究(第3報)発症早期の座位と再発・進行との関係．リハ医学 31(1)：46-53，1994
7) 近藤克則，太田正：脳卒中早期リハビリテーション患者の下肢筋断面積の経時的変化―廃用性筋萎縮と回復経過．リハ医学 34(2)：129-133，1997
8) 近藤克則，太田正：脳卒中早期リハビリテーション患者のBarthel indexの経時的変化．J Clin Rehabil 4(10)：986-989，1995
9) 笹井俊彦，近藤克則，太田正：脳卒中早期リハビリテーションにおける「指導下の自主訓練」の1日歩行距離と関連する因子の検討．総合リハ 26(9)：873-879，1998
10) 近藤克則，安達元明：脳卒中リハビリテーション患者の退院先決定に影響する因子の研究―多重ロジスティックモデルによる解析．日公衛誌 46(7)：542-550，1999
11) 近藤克則，大井通正(編)：脳卒中リハビリテーション―早期リハからケアマネジメントまで．医歯薬出版，2000
12) 太田喜久夫，小松孝充，小畑達郎，近藤克則：当直医マニュアル．医歯薬出版，1988
13) 石橋秀生，太田喜久夫，岡田朗，他：プライマリケアマニュアル．医歯薬出版，1990
14) 近藤克則，渋谷功，田中宏一，他(編)：臨床医マニュアル．医歯薬出版，2000
15) 宮田和明，近藤克則，樋口京子(編)：在宅高齢者の終末期ケア―全国訪問看護ステーション調査に学ぶ．中央法規出版，2004
16) 樋口京子，篠田道子，杉本浩章，近藤克則(編)：高齢者の終末期ケア―ケアの質を高める4条件とケアマネジメント・ツール．中央法規出版，2010
17) 近藤克則：医療・福祉マネジメント―福祉社会開発に向けて．ミネルヴァ書房，2007
18) 近藤克則：「医療費抑制の時代」を超えて―イギリスの医療・福祉改革．医学書院，2004
19) 近藤克則：「医療クライシス」を超えて―イギリスと日本の医療・介護のゆくえ．医学書院，2012
20) 近藤克則：健康格差社会―何が心と健康を蝕むのか．医学書院，2005
21) 近藤克則(編)：検証『健康格差社会』―介護予防に向けた社会疫学的大規模調査．医学書院，2007
22) Kondo K(ed.)：Health Inequalities in Japan—An Empirical Study of the Older People. Trans Pacific Press, Melbourne, 2010
23) 近藤克則：「健康格差社会」を生き抜く．朝日新聞出版，2010
24) 近藤克則(編)：健康の社会的決定要因―疾患・状態別「健康格差」レビュー．日本公衆衛生協会，2013
25) 近藤克則：健康格差社会への処方箋．医学書院，2017

研究テーマを考えるためのチェックリスト

- ☐ 自分の研究テーマを書き出したか
- ☐ テーマの大きさで階層化し俯瞰する樹形図を作ったか
- ☐ 1つの学会発表や論文にふさわしい大きさのテーマを考えたか
- ☐ （研究者を目指す人なら）10 年追究できる大きさのテーマか
- ☐ 「よい研究の条件」（第 2 章）を満たしているか
- ☐ 魅力的な研究をしている先輩や研究者は誰か
- ☐ その人たちがしている研究を参考にしたか
- ☐ 先輩や指導者に相談したか
- ☐ 自分で面白いと思えるか，自分で決めたか

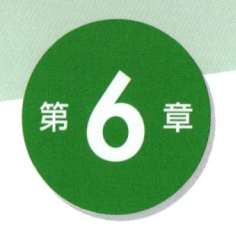

第 **6** 章

研究構想・デザイン・計画

　研究に限らず，今までなかったものを形にすること，ゼロから何かを生み出すことは簡単ではない．多くの失敗や試行錯誤，時には偶然や幸運に恵まれて初めて形になる．だから，そこには物語が生まれる．

　学会発表など数か月で終わるようなデータ主導型(p.38)の小さな研究プロジェクトであれば，研究計画なしに，いきなり分析に着手できることも多い．しかし 2 年以上かかる修士・博士論文や研究費を獲得して行うような本格的な研究には，研究計画が必要になる．計画作成プロセスでは，着想，構想，デザイン(設計)，計画などのステップを行きつ戻りつしながら育て上げ計画として具体化していく．

　第 6 章では，着想から，意図的・直感的な取捨選択によって研究構想に育て，研究をデザインしていくプロセスについて紹介する．

着想から計画まで

　着想から研究計画書作成までの大まかな流れとしては，患者を診たり論文を読んだりするなかで，答えを知りたい疑問を持つ(着想)．関連しそうな先行研究を読んでみて，まだわかっていないことなら研究構想の候補になる．そのなかで，実現可能性が高そうな課題を選んで研究をデザインし，さらに具体化して計画に落とし込む．それぞれの

表 6-1 着想から計画まで

	着想	構想	デザイン	計画
主な検討課題	意義	意義・新規性	意義・新規性・実現可能性	実現可能性
必要数の目安	100	5〜10	2〜3	1
主な読者	自分	自分＞他者	自分≒他者	自分≦他者
分量（字数）	数十字	数百字	1,000〜2,000 字程度	3,000 字以上

ステップについて，少し詳しくみてみよう（表 6-1）.

◆ 着想

　臨床研究であれば，日常臨床のなかで，ある症状（例えば，肩の痛み）や現象（例えば，片麻痺の重さは同じくらいなのに，歩行自立する人としない人がいる）をみたときに「どれくらいの割合でみられるの？」「なぜ起きるの？」「どんな要因が絡んでいる？」「どう対処すべき？」「もっとよい対処法はないか？」など，いろいろな疑問が湧いてくる．これらは臨床上の意義のあるリサーチ・クエスチョン（研究上の問い）であり，それらをまとめると「脳卒中患者の肩の痛み」「歩行自立度と関連する要因」などという研究テーマの素・種・着想になる．初期には，テーマとリサーチ・クエスチョンの区別は明確でないが，徐々に特定のテーマに関わるリサーチ・クエスチョン集として整理していく．

　1 つの研究や論文で答えを得られるリサーチ・クエスチョンは，着想したもののなかの，ごく一部にすぎない．先行研究を調べて，既に答えが得られている（新規性のない）ものであれば，「研究」でなく「勉強」すれば済む．一方で，新規性があって重要な疑問・問いだとわかっても，アイデアとしてあたため続けるのにとどめたほうがよいことも多い．着想したテーマやリサーチ・クエスチョンのなかには，取り組んだとしても，与えられた期限内に研究成果が得られないものが多い

からである．幸運にも，そのような着想を得たら，10年かけて実現する構想へと磨いていけばよい．

　筆者の指導経験では，大学院生が持ち込む着想のうち，研究構想を練る段階に進めるのは，5～10%程度である．言い換えれば，少なくとも100個程度の着想を集めることが必要である．だからちょっとよさそうなアイデアを着想したら忘れないうちにメモする．読者は自分だけだから数十字もあれば十分である．それを手帳でもノートでもパソコンでもよいが，どこか1か所に集める．100個というと「とても無理」と思う人がいるが，メモが少し貯まったところで，書き出したメモ全体を眺めて，いくつかを組み合わせたり，抜け落ちているものを補ったりしていくと，そこからまた新たな着想が得られ，すぐ数十個にはなる（はずである）．

◆ 構想

　着想したら，関連する先行研究を批判的吟味（**コラム16**, p.81）しながら，研究としての新規性や意義，実現可能性を検討していく（p.23）．先行研究を読むことで，研究の到達点やフェーズ（p.6），どのような研究方法が使われているか，従来の研究の限界，何が今後の研究課題として指摘されているかなどを把握する．それらを材料に，着想したものがそのまま使えたり，別の角度から捉え直したり，より細かく分解（ブレークダウン）する．例えば，脳卒中患者は，脳塞栓，脳血栓，脳出血など疾患タイプ別に，あるいは急性期，回復期，生活期別に，さらに障害の重症度別に分けたり限定したりできる．リサーチ・クエスチョンとしての意義，新規性を確かめ，実現可能性を探っていく．「これならいけそうだ」と思えたら，研究構想として文章化する．

　構想は，さほど具体的でないコンセプトレベルのものでよい．研究費助成の申請書でいえば，概要にあたる数百字程度のものである．構想段階で必要な要素は，①何がわかっていたのか（研究の背景・到達点），②意義があるのに未知だったものは何か（新規性），③何を明らか

にするのか(研究目的)，④どのような方法なら明らかにできるのか
(実現可能性)，⑤それによって期待される成果・意義などである.

◆ 研究デザイン

　研究の実現可能性を高めるためには，どのようにすれば答えを得ら
れるのか，より具体的にデザインすることが必要になる．デザインで
は，構想の各要素をさらに深め，①目的を果たすためのリサーチ・ク
エスチョンと(作業)仮説，②仮説検証するためのデータを収集する場
(setting)，③対象，④用いる研究方法などを加える．

　①を育てる方法については後述する．②研究を行う場には，施設・
病院か地域か，1施設か多施設か，実験室か，などがある．③対象に
ついては，意図する結果を得るために必要な対象の性質，想定サンプ
ル数，サンプリング方法，比較対照群の設定の有無なども決めなけれ
ばならない．④用いる研究方法では，データ収集方法〔一時点の横断
データか縦断(追跡)データか，など〕や観察期間，量的・質的分析手法
などを決める必要がある．臨床研究(治療・診断)，疫学研究，実験研
究，医療サービス研究など，研究分野や領域，手法によって，着目す
る重要な要因や制約条件が異なり，よく使われる研究デザインは異な
る．研究分野や研究方法に目途をつけたら，それぞれの分野の研究方
法の書籍や論文を紹介してもらって読んで，デザインの種類や方法そ
れぞれの特徴について知る必要がある．臨床研究でよく使われるフ
レームワークをコラム13に示す．以上の①〜④を文章化すると通常
A4で1〜2枚，1,000〜2,000字程度になる.

コラム 13　臨床研究デザインに有用なフレームワーク

　治療や検査の効果や有用性を検証する臨床研究をデザインするために必要な要素を漏らさないように考えるためのフレームワーク（枠組み）がある．それには，PECO，PICO，PICOT，PESICO，SPICE などがある（表6-2）．

　いずれも研究デザインの段階で，特定しておくべき不可欠な要素の頭文字を取ったものである．例えば，PECO は，Patient（どんな患者に：対象），Exposure（どんな治療や検査をして：方法），Comparison（何と比較して：対照群），Outcome〔アウトカムの違い（差）があるか：測定尺度・期待される結果〕などである．対照群との比較（Control/Comparison）がない観察研究では，「効果」はわからない．わかるのは前後の「変化」だけである．「効果」を検証したいのなら，PECO が揃うようにデザインしなければならない．

表6-2

PECO/PICO	Patient（患者・対象），Exposure（曝露要因・方法），Comparison（比較対照），Outcome（アウトカム・測定尺度）．治療法の効果検証なら E の代わりに I(Intervention，介入)を使って，PICO になる．
PICOT	Population（対象集団），Intervention（介入），Control（対照群），Outcome（アウトカム），Time Frame（観察期間など時間の枠組み）
PESICO	Person/Problem（対象となる人や問題），Environments（環境），Stakeholders（利害関係者），Intervention（介入），Comparison（比較対照），Outcomes（アウトカム）
SPICE	Setting（研究を行う場），Population（対象集団），Intervention（介入），Comparison（比較対照），Evaluation（評価）

◆ 各種研究デザイン・方法の特性・限界

　研究デザイン・方法には，表6-3 に示したものをはじめ多くのものがあり，それぞれに特性があり，長所と表裏をなす限界もある．一般に，因果の推論を経て応用に至るためには，横断（分析）研究から縦断

表 6-3　研究デザイン・方法の特性・限界

研究方法	長所	短所・限界	適している用途
横断研究	データ収集が容易，因果の前提となる関連の有無を簡便に検証できる	同時に観察された2要因の関連はわかるが因果関係は不明	仮説の初歩的な検証，迅速性が求められる場合や縦断研究が難しい場合など
縦断研究	因果関係に一歩迫れる	時間がかかり実施が困難	横断分析より進んだ因果関係の検証など
観察研究	客観的な知見が得られる	介入可能性が不明にとどまる	仮説生成や初歩的な検証，介入不能なときなど
介入研究	期待した効果の検証が可能	本格的な研究になり実施が困難	研究が蓄積され期待が大きい研究テーマ
質的研究	数値化できない複雑な要因の関連も捉えられる	定性的にしか記述・分析できない．結果が分析者に依存	複雑な現象・機序の記述や仮説の生成，初歩的な検証など
量的研究	数字で定量的に記述，他者による再現性を検証可能	数値化できない要因は考慮できない．大規模データが必要	必要な尺度による測定データが大規模に得られる場合

研究へ，観察研究から介入研究へ，質的(データを用いた)研究から量的研究へと研究は進められていく．そのことに気づいた院生たちは，自分も縦断研究や介入研究，量的研究をやってみたいという．しかし，それらは常に，誰にでもできるわけではない．

　新しい研究課題ほど，横断・観察・質的・理論研究に頼らざるをえない段階にある．長年かけて研究が蓄積され，必要なセッティングや尺度，データが整った研究課題とタイミングでなければできない研究もある．それらには，より高度な専門知識や測定・分析技術，研究体制も必要となる．コラム 14[1]でいえば，ミカン農家の経験や勘(質的な研究)に頼っていた長い期間があり，甘み・酸味が測定できるようになるまで，量的研究はできなかった．

　どのような研究(デザインや方法)にも，必ず長所と限界はある．自らの研究の長所や意義を前面に出しつつ，限界を超える次の研究構想を練って欲しい．

コラム 14　おいしいミカン

　昔は，ミカンにも「アタリ」「ハズレ」があったが，最近はみんなおいしい．「ミカンの科学」の進歩が，おいしいミカン作りを可能にした．

　まず「おいしいミカンとは？」を探る質的な研究で，「甘み」と「酸味」の2つの要素と，そのバランスが重要であることがわかった．次に，糖度と酸味を定量的に測るための尺度が研究され，やがて糖度計，酸度計が開発された．これで量的研究に必要な（甘みと酸味が2大要素という）概念（理論）と尺度がようやく準備された．

　その後，多くの人がミカンをおいしいと感じる程度（目的変数）は，糖度と酸度で説明可能か，量的研究で検証された．その結果，糖度11〜12度，酸度0.6〜1.0%ぐらいがよいことがわかった[1]．両者のバランスをみる糖度/酸度比という尺度も作られた．今では，これらを指標に栽培法や出荷時期などが工夫された結果，おいしいミカンが増えたという．

　量的研究のほうが質的研究よりも優れているように思う人もいるが，初期段階の仮説は専門職の意見やそれをまとめた質的研究から生まれる．必要な尺度やデータがないのに行われたレベルの低い（つまらない）量的研究は，質的研究で得られた仮説，あるいはそれ以前の専門家の常識を，単に量的データで表現しただけで付加価値を感じられないものである．どのような方法を使った研究にも，質の高いものと低いものがある．意義や新規性があって実現可能な研究の方法は，その課題の研究フェーズ（段階）によって異なっている．

◆ 研究計画（書）

　研究計画（書）は，研究デザインをさらに具体化したものである．建築でいえば，設計（デザイン）図に基づき工事を進めるために，現場が必要とする施工図にあたるだろうか．多施設共同の臨床研究の場合，データ収集など研究の手順にバラツキが出ないように，手順を定めた手順書（プロトコール）が作られる．研究指導を受けたり，研究費を獲得したりするには，文章化した計画書を作成する必要がある．

　例えば，研究デザインなら「対象者は回復期リハビリテーション病

表 6-4　研究計画書の記載項目例

項目	ページ数（A4 サイズ）
概要	0.25
1.　研究目的，研究方法など (1)本研究の学術的背景，研究課題の核心をなす学術的「問い」 (2)本研究の目的および学術的独自性と創造性 (3)本研究で何をどのように，どこまで明らかにしようとするのか	4
2.　本研究の着想に至った経緯など	1
3.　応募者の研究遂行能力及び研究環境	2
4.　人権の保護及び法令等の遵守への対応	1
5.　研究経費	2

・ページ数は科学研究費補助金の場合の目安
・この他に，研究体制・役割分担，準備状況なども記載を求められることがある

棟から退院した要介護 1〜2 レベルの高齢者 200 人程度」でよいが，研究計画（書）ならその 200 人は，自分の勤める病院の連続退院症例なのか，地域連携パスに参加する複数（だが一部）あるいはすべての医療機関の協力を得るのか，参加対象者や協力病院は，どのように募集（リクルート）して，どんな方法を用いてバイアスの少ないサンプルを抽出するのか，分析対象とする基準や除外する基準はどのようなものか，測定データはどのように入手できるのか，必要な症例数を集めるための必要見込み期間はどれくらいか，などを具体化する．収集するのは，一時点の横断データか，縦断（追跡）データか．後者の場合，どのように誰が追跡するのか，使用する評価尺度，観察期間，分析手法などを考えて記載する．その過程で実現が困難なことが明らかになり，軌道修正を図ることは多い．

　大学院などでの研究計画（書）は自分と指導教員が読むためのものだが，研究費を得るための計画書になると，審査員に読んでもらうためのものとなる．表 6-4 に研究計画書の記載項目例を示した．研究助成に応募する際には，指定された書類に記載する．倫理的配慮や予算・

内訳，スケジュール，共同研究者の役割分担，期待される成果(物)なども記載を求められる場合もある．

　このように研究実施前に想定し考えられることを具体的に書き込んでいくと，A4で3枚以上，3,000字以上になる．

構想や仮説を育てるための関連要因図

　構想を練ってリサーチ・クエスチョンや検証仮説を育てるとき，まずは関連しそうなキーワードや要素・要因をできるだけ多く書き出す．次に，それらをグルーピングしたり，比べたり，別の角度から考えて加えたり，減らしたりして，図6-1に示すような関連要因図(マップ)を作成する．

　第1段階では，着想した研究課題に関連しそうなキーワードや要素・要因をできるだけたくさん書き出す．それらを探す手がかりには

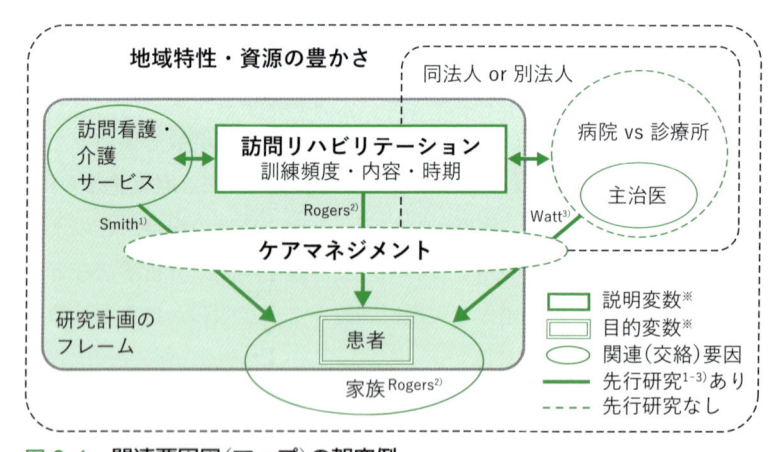

図6-1　関連要因図（マップ）の架空例
訪問リハビリテーションの効果と関連しうる因子
※予測したい結果に関わるのが目的変数，それを主に説明する要因が説明変数
※図中の1-3)の文献は架空のもの

2つある．1つは先行研究，もう1つは自らの経験に基づく仮説である．先行研究で既に報告され，わかっている要因は漏らさず書き出す．

そのときに，システマティック・レビューなどで確固たる根拠が既にあるものから，専門家の意見にとどまるものまで，その確からしさを(実線と点線，◎と○と△などを使い分け)区別しながら進めることが重要である．既に結果に影響を及ぼす交絡要因であることが確かな要因は，分析のときに考慮すべきであり，まだ考慮した研究が少なければ，研究の新規性になるからである．

また，それぞれの要因について，どの文献で報告されているのか遡れるように記録しておく．これをサボると，論文を書くときになって，引用すべき論文探しに再び時間をとられ後悔することになる．

先行研究だけでなく，自分の経験からの仮説や臨床家の間では広く認められたりしている要素・要因も加えてよい．それが先行研究で実証されていないのなら，それは新規性のあるリサーチ・クエスチョンになりうる．

第2段階では，洗い出した要素・要因のうち似たものを近くに配置して図示する．第17章「考察・結論の考え方・書き方」で紹介するような分析ツールなどを使って，いろいろな視点から考え，要因間の関連や位置づけ，先行研究の乏しい空白地帯(新規性)を示し，研究するときに考慮すべき関連要因を一覧できる図を工夫する．「これだ！」と思える図が得られるまで何度も書き直す．

第3段階で，マップのなかの，どの部分を研究するのかを考え，切り取るフレームを設定する．例えば，図6-1の色網掛けで示したようなフレームで切り取る研究であると位置づけると，自分の研究構想を他者にも説明しやすくなり，考慮すべき(今回は考慮できない)要因を認識できる．

第4段階では，Directed Acyclic Graph(DAG)を作成する．今回の研究で扱う複数の要素・要因を矢印で結んで図示したものである(図6-2)．グラフ理論で有向非循環グラフと呼ばれるもので，原因(X)と結果(Y)からなる因果関係，原因と結果の両方に関連している交絡要

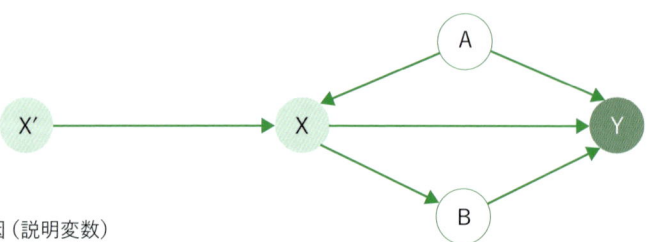

X ：原因（説明変数）
X'：原因の原因
Y ：結果（目的変数）
A ：交絡要因（調整変数）
B ：中間（媒介）要因

図 6-2　DAG の例
DAG：Directed Acyclic Graph

因（A），原因が結果をもたらす途中に位置づく中間（媒介）要因（B）などを，矢印でつないで図示する．DAG を描きながら構想や分析計画を練ったり，結果の解釈・考察をしたりすることで，多くの要因間の関連を整理するのに有用である．

　こうして図示することで，収集すべきデータや分析するときに考慮すべき要因，分析モデルなどが確認できるようになる．

よい計画書とは

　第2章で，よい研究計画には，意義と新規性，実現可能性という3条件が必要と紹介した．それを細分化し，表 6-5 に示した5つの単語の頭文字を取った FINER というものもある．意義に当たるのが Interesting（科学的な興味深さ）と Relevant（必要性・社会的な意味），新規性に当たるのが Novel（新規性），実現可能性にあたるのが Feasible（実現可能性）と Ethical（倫理性）と解釈できるだろう．

　よい研究計画書とは，FINER などの条件と，扱う研究領域でよく使われている研究デザインのフレームワーク（枠組み）―臨床研究でいえ

表6-5 よい研究計画書の5条件—FINER

F （Feasible, 実現可能性）
I （Interesting, 科学的な興味深さ）
N （Novel, 新規性）
E （Ethical, 倫理性）
R （Relevant, 必要性・社会的な意味）

ばコラム13（p.62）の表6-2で示したPECO/PICOなど—で必要とされている要素がすべて記述されている計画書である．その研究のゴール（目的）が新規性（N）の高いもので，かつ面白く（I），期待される成果の意義（R）がわかり，そこに到達するまでの道筋（対象と方法）は，倫理的にも許容され（E），実現可能性（F）も高い．これなら着実に成果が上がりそうだと思える計画書である．

　研究初心者の志や願望・目標は高く，構想は大きい（にすぎる）が，そこに至る道筋（実現可能性）がみえにくいことが多い．よい計画書の条件を満たしているか，自問自答しながら，計画書を何度も書き直し磨くことが必要である．筆者の指導経験では，テーマを絞り込んでから計画書作成までに1年かかることも珍しくない．

　必要にして十分な情報が網羅されたお勧めの計画書の書き方は，論文の構造を意識して，論文を書くつもりで計画書を書くことである．すべて計画通りに進んだ場合，計画書の「○○とする」という各文末を「○○した」と書き換え数字を入れると，投稿論文の背景と目的，対象と方法が完成し，結果のあらすじまでできてしまうような計画書である．

文献

1）みかん問屋ヤマヤ：糖度と美味しさの関係.
https://www.rakuten.ne.jp/gold/mikandonya-yamaya/trivia/sweet.html（2018年8月12日アクセス）

研究計画作成のためのチェックリスト

☐ 研究課題やリサーチ・クエスチョンの素・種の着想を 100 個集めたか

☐ 研究構想を 5～10 個，研究デザインを 2～3 個は練ってみたか

☐ 研究しようとする分野や方法の研究方法論の本や論文を紹介してもらい読んだか

☐ 研究計画書には，

　①目的，リサーチ・クエスチョン，仮説

　②研究を行う場（setting）

　③対象の性質，想定サンプル数，サンプリング方法，比較対照群の設定の有無など

　④用いる研究方法に，デザイン・方法，評価尺度，観察期間，分析手法

　を記載したか

☐ 関連要因図を作る 4 段階を踏んだか

☐ 研究計画書は，FINER を満たしているか

☐ 適切なフレームワーク（コラム 13）の要素をすべて含んでいるか

原著論文の構成

　研究は時間がかかるものである．が，無駄な時間を減らす方法はある．それは，目標志向型(goal-oriented)なアプローチである．最終的な成果物である論文の完成品の姿を知ってから，それに必要な情報を収集し記述することである．

　そこで第7章では，学位請求論文や投稿論文に求められる原著論文の構成やそこに盛り込むべき情報にはどのようなものがあるのかをみてみよう．

原著論文の構成・構造

　研究は，①先行研究を集め批判的に読み，②目的・リサーチ・クエスチョンを設定し，③それを解明するのにふさわしい対象と方法を見定め，④データを集めて分析して，⑤得られた知見の持つ普遍的な意味を考察し，⑥結論を導き出すものである．したがって，この一連の流れをまとめた原著論文には，①～⑥に対応して，①背景，②目的，③対象と方法，④結果，⑤考察，⑥結論，そして，⑦文献という構成・構造が必要となる（表7-1）．歴史研究や理論研究，実践研究，開発研究，文献研究（レビューを含む）など，研究の性格の違いによって，形式にはバリエーションがある．が，先行研究や実践を踏まえず，目的があいまいで，対象や方法が記述されていないために追試・反証が不能で，結果（事実）と意見・解釈が区別できず，知見の普遍性や新規性，

表7-1 原著論文の構成と書くべき内容

①背景	テーマの重要性，先行研究でわかっていること，（意義があるのに）わかっていないこと
②目的	明らかにすべきリサーチ・クエスチョン，検証仮説，その意義
③対象と方法	研究デザイン，研究に使ったデータ(サンプル数・サンプリング方法を含む)，変数，分析方法
④結果	研究目的を達成するのに必要な事実
⑤考察	主な知見をまとめ，検証方法や結果の信頼性と妥当性をデータと先行研究で裏づける．新知見(意義)と限界
⑥結論	リサーチ・クエスチョンに対する答え
⑦文献	引用した先行研究の書誌情報

限界などについての考察がなく，結論がない(何がわかったのかがわからない)というのでは，研究とはいえない．

　質の高い学術雑誌には査読制度(コラム11，p.44)がある．その目的は，査読プロセスのなかで論文の質を高め，質の高いものを選んで掲載することである．例えば，『総合リハビリテーション』誌(医学書院)でいえば，投稿された論文のうち掲載されるのは，年にもよるが2割程度にとどまっている．掲載されない原稿のなかには査読を経て雑誌に掲載されたり，学位審査を経て学位授与にふさわしいとみなされたりするためには，原著論文の構成・構造・書くべき内容を理解して，それに合わせて，研究のプロセスや成果を表現する必要がある．掲載されない原稿のなかには「原著論文のまとめ方」のお作法を守っていないものが少なくない．

◆ ①背景

　まずその研究・実践課題の重要性・意義を書く．先行研究・実践事例のレビュー(批判的検討)を含み，既にわかって(実践されて)いることと重要なのにわかって(実践されて)いないこと＝新たな研究・実践で明らかにすべきことを示す．基本パターンは「1)○○という課題は

重要である．2）先行研究・実践では，□□などは既にわかっている．
3）しかし，△△については，重要であるにもかかわらず十分に明らか
にされていない」の3つのパラグラフからなる構成である．

◆ ②目的

　背景に続いて「そこで，本研究・実践では，○○のために▲▲を検証
することで△△を明らかにする」などと書く．○○では長期的な目的
（意義）を，△△で研究リサーチ・クエスチョンを，それを達成するた
めの検証（作業）仮説を▲▲で示す．リサーチ・クエスチョン（△△）へ
の答えが明らかになっても，その意義（○○）がわからないと，無意味
な「研究のための研究」「だから何？」と映ってしまう．リサーチ・クエ
スチョンを解くための仮説（▲▲）も欲しい．
　筆者のお勧め（好み）は「本研究の目的（リサーチ・クエスチョンまた
は検証仮説）は，3つある．第1に……，第2に……，第3に……を明
らかにすることである」と，目的がいくつあるのか，目的それぞれを短
文で明示するスタイルである．こうすると，論旨がわかりやすくなり，
3つなら3つそれぞれに対応した，結果，考察，結論が書かれている
かどうかを，（自分でも）確認しやすくなる．

◆ ③対象と方法

　研究デザイン，対象の選択方法・基準，分析の枠組み，使ったデー
タ・変数（処理），分析方法などの記述が必要である．「科学の本質は，
反証可能性である」（Karl R. Popper, 1902-1994）．「対象と方法」は追試
や反証ができるように書く．

◆ ④結果

　無数にある事実のなかから，研究目的の達成に必要な客観的事実を

抜粋して記述する．目的と関係のないことは省く．苦労して集めた記録を残したい気持ちはわかるが，それは別資料や報告書として残し，それにアクセスできるよう引用すればよい．自分の意見(＝解釈)は，事実(結果)とは区別して考察に書く．

◆ ⑤考察

　いろいろなスタイルがある．多くの場合，以下のような要素が含まれる．まず得られた主な知見の要約，その知見の信頼性(再現性)・妥当性(適切性＝意味があるか，その関連がみられる理由が説明できるか，第3の因子による見かけ上の可能性はないか)を先行研究(実践)や得られた知見をもとに論証する．その研究や実践をしなくてもわかっている常識を確認しただけではオリジナルな研究＝原著論文とはみなされない．何が新しい知見なのか，学術的貢献なのか，その意義，そこから得られる示唆は何かなどとともに，研究の限界も考察する．

◆ ⑥結論

　目的で掲げた仮説がどのように検証(反証)されて，リサーチ・クエスチョンに対してどのような答えが得られたのかを書く．「△△を明らかにすること」が目的であれば「△△は××であることが明らかとなった」という文章で表現すると論旨明快になる．目的が3つあったのなら，答え・結論も3つあるはずだ．

◆ ⑦文献

　どんな文献を引用しているかで，研究の水準も(ある程度)わかる．量が質を規定する面がある．100本集め，そのなかから優れた文献だけを20〜50本選んで引用する．先行研究が(少)ないと嘆いている大学院生の話を聞いてみると，関連・隣接領域の文献を対象外としている

場合が多い．例えば「知的障害」に関する文献は少なくとも，「身体障
害」や隣接する学術分野などの先行研究が役立つことは珍しくない．
文献リストの表記は，執筆規定を遵守する．初心者は，執筆規定に
沿った文献リストを作るだけで 3 日はかかると覚悟しておいたほうが
よい．5 本以上論文を書く気なら有料(院生ならアカデミック価格あ
り)の EndNote®など文献管理ソフト(文献番号や文献リストを自動で
作成してくれる)の利用を勧める．

　①背景〜⑥結論のような見出しをつけて書かれた抄録を構造化抄録
(structured abstracts)と呼ぶ．「医学雑誌における学術研究の実施・報
告・編集・出版のための勧告(Recommendations for the Conduct,
Reporting, Editing, and Publication of Scholarly work in Medical Jour-
nals)」(コラム 15)でも推奨されている．以上の他，学会誌の巻末など
に出ている査読基準や各大学院の履修要項などのなかに学位審査の評
価基準が載っている場合には参考になる．それらは，よい学術論文に
するためのチェックリストとして活用できる．
　次章から，原著論文の構造に沿って，より詳しく研究の進め方，論
文の書き方について述べていくことにしよう．

文献
1) ICMJE：Recommendations(Updated December 2017).
   http://www.icmje.org/recommendations/(2018 年 8 月 12 日アクセス)
2) 医学雑誌掲載のための学術研究の実施，報告，編集，および出版に関する勧告(2017 年
   12 月改訂版).
   https://www.honyakucenter.jp/usefulinfo/pdf/ICMJE_Recommendations_2017.pdf
   (2018 年 8 月 12 日アクセス)
3) 日本医学雑誌編集者会議：医学雑誌編集ガイドライン.
   http://jams.med.or.jp/guideline/jamje_201503.pdf(2018 年 8 月 7 日アクセス)

医学雑誌における学術研究の実施・報告・編集・出版のための勧告

1978年にバンクーバーで開かれた編集者の会議が発展した国際医学雑誌編集者委員会(International Committee of Medical Journal Editors：ICMJE)が数年ごとに改訂し公表している．最新版は http://www.icmje.org/recommendations/[1]で，日本語訳は https://www.honyakucenter.jp/usefulinfo/pdf/ICMJE_Recommendations_2017.pdf[2]で読むことができる．医学雑誌への投稿のための原稿作成の留意点やガイドライン(表7-2)を紹介している〔STROBE からの抜粋(巻末資料)参照〕．

日本医学会も日本医学雑誌編集者会議を設置し，医学雑誌編集ガイドライン[3]を公表している．

表7-2　各種の報告ガイドライン

ガイドライン	研究の種類
CONSORT	無作為化比較対照試験
STARD	診断の正確さに関する研究
PRISMA	系統的レビューおよびメタ分析
STROBE	疫学における観察研究

巻末資料(p.237-242)に STROBE からの抜粋を掲載した．

原著論文の構成のチェックリスト

☐ 原著論文の見出しを7つ挙げられるか
☐ 7つの見出しそれぞれに書くべきことを説明できるか(表7-1)
☐ ICMJE の勧告を入手したか
☐ 自分の取り組む研究の報告ガイドラインを入手したか(コラム15)

背景と文献レビュー

　第7章まで，研究の総論的なことを述べてきた．第8章から第18章にかけて原著論文の構成—背景と目的，対象と方法，結果，考察，結論，文献リスト—に沿って，各論的な考え方や記述すべき内容について述べていく．

　第8章では，論文の導入（introduction）である「背景と目的」の「背景」に書くべきことを確認した後，それを書くにあたって不可欠な先行（研究）文献レビュー（以下，レビューと略す）ですべき3つのことについて述べる．

「背景」の構造と書くべきこと

　論文の導入の「背景」は，図8-1[1]に示したような3つの要素からなる構造のことが多い．まず「背景」として，①取り上げる課題の重要性や意義，②先行研究でわかっていること，③重要なのに先行研究ではわかっていないこと，つまり新たな研究で明らかにすべきことを示す．背景では，長期的な目的（意義）やその論文で取り上げる基礎概念の説明やそのリサーチ・クエスチョンの位置づけ，到達点と課題などを説明する．

　それまでの知識体系に，何か新しい知見を加える研究には，レビューが不可欠である．なぜなら，既にわかっている（既知の）こととわかっていない（未知の）ことを踏まえないと，何が新しいのかわから

①重要性・意義	脳卒中後の帰結に関連する因子を明らかにすることは，的確な目標設定と適切なリハビリテーションを実施するうえで重要である．	
②先行研究のレビュー：既にわかっていること	脳卒中リハビリテーションでは，動作レベルの最終到達目標として歩行自立を目指すことが多く，脳卒中患者の歩行自立度に関連する因子に関してさまざまな報告がされてきた[1-6]． 　脳卒中の予後に関連する因子について，Kwakkelら[7]が信頼性，妥当性の高い研究を集めてレビューしている．その中で，脳卒中の予後に影響を与える因子として，社会的サポートが挙げられている．社会的サポートとは，家族，コミュニティ，社会サービスなどから提供され，受け手の幸福感を増したり，ストレスを軽減したりするような支援行為として定義されている[8]．過去の研究によると，社会的サポートは多くの健康指標との関連を示すことが明らかにされている．Glassら[9]が，亜急性期脳卒中患者において，高いレベルの社会的サポートを得られる者ではそうでない者に比べ，Barthel index(以下，BI)の改善度が大きかったと報告している．Tsouna-Hadjisら[10]も同様に，家族のサポートがBIの点数に与える可能性を報告している．	先行研究の到達点を紹介 基礎概念の紹介 主要な先行研究を引用して紹介
③先行研究のレビュー：わかっていないこと	ただし，2つの報告とも対象が少数(46例, 43例)とで，交絡因子もほとんど考慮されていない．社会的サポートの供給源である家族の介護力は，自宅退院率を高める因子として知られているものの，運動機能や歩行自立度などにまで影響しているのかの報告は，われわれが検索しえた範囲ではない．	先行研究の対象者数が少ないこと，交絡要因が考慮されていないことを批判，わかっていないことを明示
目的	そこで本研究では，第一に，多施設の多数例における急性期脳卒中患者において社会的サポートの供給源である介護力と歩行自立度との関連を明らかにすること，第二に，その関連する機序として，療法士による訓練の他に，介護力があると自主訓練をする者が増える可能性について検証することを目的とした．	先行研究がない介護力と歩行自立度の関連に着目すること，機序に関する仮説についても検討することを明示

図8-1　「背景・目的」の一例と構造
〔杉山統哉，近藤克則，他：急性期脳卒中患者の歩行自立度と社会的サポートの関連―リハビリテーション患者データバンクの多施設登録データを用いた研究．総合リハ41(2)：161-169，2013(第22回総合リハビリテーション賞　受賞論文)より抜粋〕
※図中の1-10)の文献については省略した

ないからである.

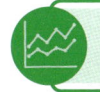 レビューですべきこと

　レビューをするには，まず文献情報を収集し，読むべき文献を入手
し，批判的に読むという順序がある.

◆ 文献情報の収集

　先行研究を読むためには，まずは読むべき文献の情報を入手しなけ
ればならない. その方法には，以下のような方法がある.

　1つ目は，先輩や指導教員から教えてもらう方法である. 「○○の研
究をしたいので必読文献を教えて欲しい」と聞いて，読むべき基本的
文献や雑誌，その領域の教科書などを教えてもらう. 研究テーマが定
まってくれば，関連文献を紹介してくれるだろう.

　2つ目は，基本文献や教科書の文献リストのなかから探す方法であ
る. 同じテーマの論文の文献リストをみてみると，繰り返し引用され
ている文献がみつかることが多い. それが主要論文(key paper)である.

　3つ目は，文献データベースを使った検索である. 日本語論文で医
学系の論文なら医学中央雑誌刊行会の医中誌 web[2)]，医学系以外や書
籍なども検索するのには国立情報学研究所が運営する学術情報データ
ベース CiNii(サイニィと読む)[3)] などを使う. 英語の医学文献であれ
ば，米国国立医学図書館(National Library of Medichine：NLM)内の
国立生物工学情報センター(National Center for Biotechnology Infor-
mation：NCBI)が運営する PubMed[4)] がよく使われる. 検索語を組み
合わせて入れて，数十文献に絞り込んだら，要旨(abstract)を読んで，
自分の関心に合う文献をピックアップする. 多数の文献がヒットする
ようなテーマであれば，「総説」「review」論文に限定して検索すると効

率がよい．文献検索の仕方は，図書館の司書や先輩に質問すると，直接またはネット上のセミナーなどを教えてくれる．

◆ 文献入手の方法

入手すべき文献が定まったら，図書館でコピーしたり，取り寄せてもらったりして入手する．最近は，インターネットから無料で論文を入手することが可能なオープンアクセスや大学の図書館が契約している電子ジャーナルも増えている．医学書専門の出版社が集まって提供している電子配信サービス医書.jp(有料)，日本の学協会誌なら国立研究開発法人科学技術振興機構(Japan Science and Technology Agency：JST)が構築した「科学技術情報発信・流通総合システム」(J-STAGE　全収録誌数：2,672 誌，2018 年 8 月 12 日時点)，あるいは国立国会図書館の複写サービスなどから入手できる．

◆ レビューですべき 3 つのこと

文献を入手できたら，それらを注意深く読んでまとめる(レビューする)．レビューにも，到達点を把握し理解するための「勉強」，研究のための「批判的吟味(検討)」，さらに論文執筆の段階という，少なくとも 3 段階ある．

第 1 の「勉強」の段階とは，それまでに「わかっていること」を知って整理する段階である．誰が何を報告しているのかを書き出したものを「読書ノート」などと呼ぶ．専用ノートを作って書き出すスタイルもあるが，論文の表紙の空白部分や EndNote®などの文献管理ソフトに「読後メモ」を残す簡略型もある．研究の概要や基本的な数字は要旨に書かれていることが多いので，それ以外の自分なりの評価を◎〜×でつけたり，感想をメモしたほうが印象に残る．

しかし，研究のためには，これでは足りない．研究の初心者(大学院生)が「レビューしました」と持ってきたものをみると，「○○らによれ

ば，□は△であることがわかっている」など，「わかっていること」だけを羅列した読書ノートにとどまっていることが多い．第 2 段階の「批判的吟味」(コラム 16)では，わかっていることだけでなくわかっていないこと，先行研究の限界，類似研究との比較検討により，一貫しておらず確立していない点，どのような仮説を導けそうかなど，研究のために必要な 2 次的な情報までを引き出す必要がある(コラム 17)．

　第 3 の「論文執筆」の段階になると，第 2 段階で引き出した情報のうち，その論文で解決できる部分のみに絞って記述することが重要である．1 つの論文で扱える検証仮説は多くない．先行研究と同様に解決できなかったり，限界を超えられなかったりすることも多い．先行研究への批判(例えば，横断分析にとどまり，逆の因果を排除できない)が，自分の論文にもあてはまれば，それが鋭いほど痛手になってしま

コラム 16　**批判的吟味とエビデンスレベル**

　先行研究の批判をする視点には，以下のようなものがある．研究のフェーズ(図 1-1，p.6)からみて，現象の記述や仮説の提示にとどまっている，対象が少数や 1 施設，横断分析にとどまっている，バイアス(表 2-1，p.19)が考慮されていないなど，信頼性や妥当性に疑問の余地がある，基礎研究にとどまっている(p.31)，エビデンスレベル(表 8-1)からみて，専門家の意見にとどまっている，などである．

表 8-1　エビデンスレベル
脳卒中治療ガイドラインの場合

高	I a	RCT のメタアナリシス(RCT の結果がほぼ一様)
↑	I b	RCT
	II a	よくデザインされた比較研究(非ランダム化)
	II b	よくデザインされた準実験的研究
	III	よくデザインされた非実験的記述研究(比較・相関・症例研究)
低	IV	専門家の報告・意見・経験

RCT：randomized controlled trial，無作為化比較対照試験，コラム 5，p.21

う．自分の研究では克服できる点について，先行研究を批判し，自分の研究の新規性や妥当性を主張する．

◆ 研究の到達点と課題

その論文で取り上げるリサーチ・クエスチョンを巡る到達点と課題

ピクセル（画素）によるたとえ話

1本の原著論文を，1つのピクセル（画素・図8-2の1つの□）にたとえてみよう．いまだ研究されていないところをグレーで，既に研究されて，白か黒かわかった部分をそれぞれの色で示すと図8-2のaのような状況がありうる．まだ研究がされていないグレーの部分が，白なのか黒なのかが判明すれば，bのような数字の「5」なのか，cの「6」なのかがわかる．

このときに，既に白か黒かわかっているピクセルについての情報を羅列したものが勉強の段階の読書ノートである．それに対して，今までの到達点から，それらによって描き出される情報から，数字の1とか2ではないとはわかっているが，5なのか6なのかはいまだ決着していないなど，到達点と課題を引き出すのが，研究のための批判的な吟味である．

さらに論文を書くときには，その論文で検討する1つか2つのピクセルが白か黒かわかると，5か6が識別できるなどと，検討するピクセルの重要性を述べるべきである．他にも未検討の部分はあるが，その論文では検討しないすべての課題（ピクセル）について重要性を強調すると，それらを検討しない論文の価値を低めてしまうからである．

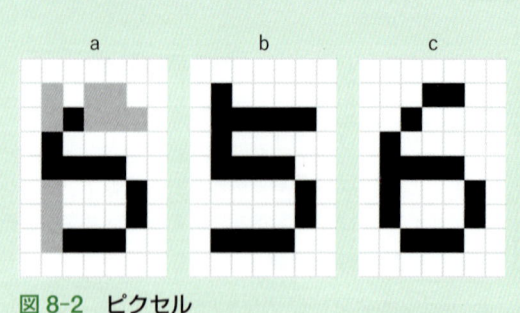

図8-2 ピクセル

（残された論点）をレビューする．よほど未知の現象を研究する場合を除き，わかっていることは多い．そのすべてを書くことはできないし必要もない．リサーチ・クエスチョンを解く前提としておさえておくべきことに絞って到達点を書く．次に，残されている多くの論点のなかで重要で，自分の論文で取り上げる点について，それを巡って蓄積されている研究で不足していることや異なる意見があって論争になっていることを指摘する．文献を引用しながら，到達点や異なる意見を紹介するためには，そのような文献をみつける必要がある．この段階になると，「このようなことを検討した研究はある（あるいは，ない）はずだ」などの作業仮説をもって，追加で文献を検索することは多い．

 ## まとめ

　これまでに述べてきたような視点から作成したチェックリストを次頁に示した．なぜその研究をするのか，取り上げる課題の重要性やねらい，研究の枠組み（フレーム）を示す．研究の到達点（わかっていること）に加えて，わかっていないことや一見当たり前にみえる場合でも意見や知見が一致していない論点があることを示す．検証仮説のある程度の妥当性を示す根拠も含め引用文献が 10 本程度は欲しい．図 8-1（p.78）の例が，これらをすべて満たしていることを確認して欲しい．

　中身に自信のない人ほど，前置きが長くなる．読者にとっての常識や論点に関連のない部分は削る．一般に，医学系論文の導入は短いが，社会科学系は長い傾向など，雑誌によって長さが違うことがある．自分が投稿しようとしている雑誌に掲載されている論文を参考にするとよい．

文献
1）杉山統哉，近藤克則，他：急性期脳卒中患者の歩行自立度と社会的サポートの関連─

リハビリテーション患者データバンクの多施設登録データを用いた研究. 総合リハ 41（2）：161-169, 2013
2）医中誌 web.
http://www.jamas.or.jp/service/index.html（2018 年 8 月 9 日アクセス）
3）CiNii.
https://support.nii.ac.jp/ja/cinii/cinii_outline（2018 年 8 月 9 日アクセス）
4）PubMed.
http://www.ncbi.nlm.nih.gov/pubmed/（2018 年 8 月 9 日アクセス）

背景のチェックリスト

- [ ] なぜその研究なのか，取り上げる課題の重要性や意義，ねらいが伝わるか
- [ ] 研究課題のどの側面や部分に着目するのか，枠組みがわかるか
- [ ] わかっていること（研究の到達点）が書かれているか
- [ ] 先行研究の限界やわかっていないこと，異論がある場合には論点を巡るいくつかの意見・知見が書かれているか
- [ ] 上記の根拠となる文献が 10 本程度は引用されているか
- [ ] 長すぎないか（読者にとっての常識や論点に関連のない部分はないか）

第9章

目　的

　論文の導入の「背景」で，①取り上げる課題の重要性や意義，②先行研究でわかっていること，③重要なのにわかっていないことを述べた後，「目的」を書く．

　第9章では，目的に書くべきことと，リサーチ・クエスチョンと仮説の違いや，よいリサーチ・クエスチョンの条件について説明する．

「目的」に書くべきこと

　背景を踏まえて研究の意義を示したうえで，「目的」に記述すべきなのが，答えを引き出したいリサーチ・クエスチョンと検証（作業）仮説である．「本研究の目的（リサーチ・クエスチョン，仮説）は，第1に……，第2に……を明らかにすることである」などと目的を明示する．

　「○○を検討すること」など手続き・方法は目的ではない．「△△を証明すること」では「結論先にありき」である．目的には，「（真実かどうかを）明らかにすること」を書く．

　定型的な原著論文の場合には略されるが，長い学位請求論文や本書のような非定型な場合には，どのような構成で書き進められているのか，序章や導入部の最後のほうに表1-4（p.11）のように示すと見通しが立って読みやすくなる．

リサーチ・クエスチョンと仮説の違い

　両者の違いがわからないという大学院生は多い．リサーチ・クエスチョンとは，疑問文で表現できる研究上の問いである．その疑問に対して想定している答えや，それを導くために必要なのが検証(作業)仮説である．両者の区別が難しいと院生が感じるのには理由がある．あるリサーチ・クエスチョンへの仮の答え(仮説)を設定しても，それを具体化していくと，それが新たなリサーチ・クエスチョンとなる．つまり，同じものが(一時的な)答え＝仮説にもなり，それが次の疑問＝リサーチ・クエスチョンにもなるからである．

　第8章のコラム17(p.82)―「ピクセル(画素)によるたとえ話」でいえば，「黒いとわかったピクセル(画素)を集めると，何かしら意味のある情報が読み取れるのではないか？」という疑問を設定したとする．これがリサーチ・クエスチョンである．それに対して，「何らかの数字情報が読み取れるはずだ」「特に意味のある情報があるとは限らない」などは仮説(想定される答え)である．さらに具体化して考えると，図8-2a(p.82)のような到達点を踏まえて「それは数字の5または6ではないか」という，より具体的なリサーチ・クエスチョンにもできる．その問いへの答えには，「5」「6」「どちらでもない」などの検証仮説が設定できる．それを検証するには，グレーで示したピクセルが白か黒かを調べる作業を繰り返して，bかcと一致していれば，それが5なのか6なのか，どちらでもないのか，その答えを得ることができる．このような答えを導く作業に使う「このピクセルは白(または黒)である」という仮説を検証仮説とか，作業仮説という．

よいリサーチ・クエスチョンの条件

　リサーチ・クエスチョン(研究上の問い)のなかにも，よいものと悪いものがあることは，第2章「よい研究の条件」で説明した．重要なので繰り返すが，①意義，②新規性，③実現可能性の3条件を満たすものがよいリサーチ・クエスチョンである．

　このうち実現可能性とは，言い換えれば「答えられる問い」のことである．問いのなかには，「答えられる問い」と「答えられない(答えることが難しい)問い」とがある．例えば，「○○(例えば黒い白鳥)は存在するか？」という問いであれば，1羽見つければ答えが得られる．それに対し「全世界で○○の数は？」「○○の割合(例えば白鳥全体に占める黒鳥が占める割合)はどれくらいか？」という疑問への答えを得るには，全世界の白鳥と黒鳥の数を把握しなければならないので極めて困難になる．

　一般に，答えるのが簡単な問いは，既に誰かが答えを出している可能性が高くなる．先行研究を調べて，黒鳥がいることが既に再現性をもって報告されているのであれば，新規性はもはやない．2番(3番)煎じの研究になってしまう．その場合には，「黒鳥が多い集積地域はあるのか」「白鳥と黒鳥の違いは羽根の色だけか」など，それまでに答えられていないが，自分には答えることができるリサーチ・クエスチョンへと育てていく必要がある．

　「○○について明らかにする」と目的に掲げ，その研究で答えを得ようとする問いが，意義も新規性もあることを論文の導入部のなかで示しておく必要がある．

よい検証仮説の条件

　仮説にも，よい仮説と悪い仮説がある．リサーチ・クエスチョンと同様に，検証不可能な仮説は悪い仮説である．もう1つは，当たり前で検証する意義を感じられない仮説である．さらに，単なる思いつきで蓋然性の極めて低い仮説もよい仮説とはいえない．当たり前でもなく，ある程度の妥当性が期待できる仮説がよい仮説である．絶妙な仮説とは，それが検証の結果，支持されても，否定されても，意義が感じられるようなものである．

 ## まとめ

　目的の部分でチェックすべきは，リサーチ・クエスチョンと仮説は明確か，検証仮説の根拠が伝わるか，先行研究との違い，新規性は伝わるかなどである．
　目的に限らないが，執筆後に数日間おいて，読み直して推敲を重ねることが重要である．

目的のチェックリスト

- ☐ リサーチ・クエスチョンや仮説は明確か
- ☐ 検証仮説の根拠が伝わるか
- ☐ 先行研究との違い，新規性は伝わるか

第 10 章

対象と方法

　原著論文において，「はじめに」あるいは「背景」「目的」の次に来るのが「方法(methods)」あるいは「対象と方法」である．

　そこには目的を達成するためにどのような研究デザインや状況で，どのような対象から，どのような方法でデータを集めて，どのように分析して情報を引き出したのかを書く．

　わかりやすく書くためには，多くの研究デザインや方法があることを知って，そのなかのどれを選んだのかが伝わるように記述する必要がある．「方法」の基本構成を確認し，それに沿って書くべきこととその理由を説明しよう．

同じ目的でも達成する方法はいろいろ

　目的は同じでも，それを達成する方法にはいろいろあることが多い．研究においても，リサーチ・クエスチョンを解き明かす方法が1つしかないことはまれである．だからどのような方法を選んで，目的を達成する(した)のかを記述することは重要である．

　山登りにたとえれば，目指す頂上は1つだが，夏に東壁から登るルートは容易で，冬の北壁に挑むルートは登頂が困難かもしれない．前人未踏の(新規性も意義も大きい)ルートを，どのようにして滑落や遭難を避けながら頂上に至ったのかを，後に続く研究者に書き残すのが，「方法」である．

「方法」の構成

後に続く研究者が，同じ方法で追試して結果の再現や反証ができるように書く．どの研究にも，限界はある．（選択・情報）バイアスの大きさをはじめ信頼性と妥当性の高さ（限界）を評価できる情報を記述する．そのためには，表10-1に示したような構成と内容を含んでいる必要がある．

◆ 研究デザインとセッティング（design and setting）

第6章で述べた研究デザインと研究が行われた地域・施設などが特定の1か所か複数か所か，全国調査なのか，サンプリング（対象を集める方法）は無作為抽出か否かあるいは全数（悉皆）調査かなどの情報を書く．地域や施設の所在地によって得られる情報が異なる可能性がある場合，その地域名や影響しそうな情報も記載する．

表10-1 「対象と方法」の構成と書くべきこと

研究デザインとセッティング	・デザイン：どんなデザイン（横断・縦断研究，観察・介入研究）か ・セッティング：どのような状況（地域，1つの病院，全国）で行ったか
対象	・対象の性質：どのような人・データか ・対象の数：サンプル数（何人，何検体，何回のデータ） ・対象選択・除外基準：どのように対象を選択したのか
方法	・データの種類・性質：どのようなデータを集めたのか ・データ収集の方法：どのように集めたのか ・変数作成の方法：データをどう処理して変数を作ったのか ・分析方法：どのように分析したのか，使ったモデルや解析方法
研究倫理	・どのような倫理的配慮を行ったのか ・研究倫理審査の有無，審査主体，承認番号

◆ 対象（participants/materials）

　どのような性質の人や動物・もので，サンプル数はどれくらいか．比較対照群の有無，その選択・除外基準などである．

◆ 方法（methods）

　収集したデータの種類や性質，収集方法，用いた尺度，観察研究であれば着目する説明・曝露要因（exposure），介入研究ならその方法（interventions），そして主に着目するアウトカムとそれらの指標（main outcome and measures）などが必要になる．データをどう処理（層別化や集計）して変数を作り，どのような統計・分析手法を用いて，どのように情報を引き出したのかも記述する．

◆ 研究倫理

　どのような倫理的な配慮を行ったのか，審査を受けた場合には，その審査主体などを書く．

　この構成に沿って，次項でより具体的に説明しよう．

📊 研究デザインとセッティング

　わかりやすい論文の条件の1つは，多様な研究デザインや方法のなかで，どれを用いた研究なのかが，すぐに，よくわかる論文である．BMJ（British Medical Journal，英国医師会雑誌）[1]などでは，研究デザインをタイトルに入れることを求めているほどである．他にも曝露要因，アウトカム，対象，セッティングなど，デザインの主要な要素に

ついてもタイトルだけでわかるのが望ましい.

　セッティング(setting)は,日本の雑誌ではあまりみかけないが,BMJ や JAMA(Journal of the American Medical Association,米国医師会雑誌)などの abstract(要旨・抄録)の小見出しとして使われている.

　研究で得られた知見を普遍的なものとして一般化できる度合いは,その研究が行われた状況や場(setting)によって異なってくる.ひょっとしたら研究が行われた地域や集団に依存する現象かもしれない.例えば,再現できなかった理由が,実験室の気温の違いだったと後から気づかれた例もある(コラム 24,p.136).1つの病院で得られた知見よりは,多施設から得られた知見,さらには全国のすべての施設から得られた知見のほうが,普遍的な現象を捉えている.病院に来た患者を対象にした研究では,受診をしなかった人を含んでいないという選択バイアスが入っている.一方,地域調査では,受診していない人のことまでわかるが,自己申告であったり,大勢の人で調査したりするために判断基準が評価者ごとに異なって情報バイアスが入る可能性がある.研究の質が高いと読者に判断されるためには,起こりうるバイアスをどのようにして避けたのかを書く必要がある.

　このように得られた知見の信頼性や妥当性,一般化可能性,バイアスの大きさや性質を判断するうえで,研究デザインやセッティングは重要である.だから,論文のタイトルおよび方法の最初のほうで記述する必要がある.また,研究デザインや種類によって書くべきことをまとめたガイドラインがある場合(表7-2,p.76),それに従う.

対　象

　対象がどのような性質の人や検体なのか,対象者(サンプル)数の大きさは,選択バイアスや妥当性などを判断するうえで重要なので必ず記載する.

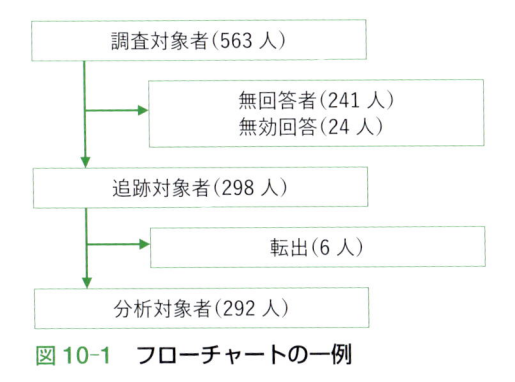

図 10-1　フローチャートの一例

　リンゴから得られた知見はオレンジにおいても妥当とは限らない.
対象が健常者なのか重症患者なのかでは, 死亡率が同じ 20%でも, 意
味合いはまったく異なる. 比較対照を含む対象の選択・除外基準も,
結果に大きな違いを与える. 対象者 5 人中 1 人の場合よりも, 5,000 人
中の 1,000 人のほうが, 同じ 20%でも, 95%信頼区間(コラム 18)は狭
くなり, 「本当らしさ」は後者で大きくなる.

　本人の承諾を得られなかったり, 欠損のため必要な情報が得られな
かったり, 追跡できなかったりして, 分析対象に含めなかった脱落数
なども, フローチャート(図 10-1)などを使って記述する.

　必要サンプル数についての質問は多い. インターネットの検索サイ
トで「必要サンプル数」と入れて検索すれば, 計算できるサイトや解説

コラム 18　95%信頼区間

　同じ調査研究や分析を異なる標本で 100 回繰り返したときに, 得られ
る 95 回分の推計値が(95%の確率で)収まると統計学的に推定される値の
幅(区間)のこと. 例えば, 同じ平均値 20 でも, 95%信頼区間が 15〜25
のこともあれば, 18〜22 のこともあり, 後者のほうが信頼区間が狭いと
表現する.

が多数ある.

　対象者の平均年齢を対象に書いてあるものと結果に書いてあるものがあるが,　結果に書くことが勧められている(コラム19).

📊 方　法

　方法には,　①データ収集方法・種類・性質,　②分析の枠組みと主な変数,　③変数作成の方法,　④分析方法,　などを書く.

◆ データの収集方法・種類・性質

　どのような介入や観察方法で,　どのような種類・性質のデータを収集したのかについて説明する.

　介入した場合,　使用した手法について(内容がわかる文献を引用して)説明する.　薬剤と化学薬品を用いた場合には,　一般名,　投与量,　投与経路などを記載する.　測定に用いた機器や測定法によって異なる結果になることもある.　追試可能なように機器名(メーカーと所在地も)や測定法や手順も記述する.

コラム19　平均年齢や回収率を記載するのは,　方法それとも結果

　対象者の平均年齢や質問紙調査の回収率などを,　対象・方法に書いている論文と,　結果に書いている論文の両方をみかける.　国際医学雑誌編集者委員会(ICMJE)[2)]によると,　方法には,　研究を計画しプロトコール(手順書)を作成した時点で知りえた情報のみ記載する.　となると,　研究実施後に判明した対象者の属性や回収率などの情報は,　「結果(results)」のセクションの冒頭に書くことになる.

　同じ質問紙調査でも，訪問面接か，留め置き訪問回収か，郵送回収かによって，インタビューでも個別か，グループかなど方法によって，得られる情報は異なってくる．

◆ 分析の枠組みと主な変数

　図 6-1 の関連要因図（p.66）で検討した分析の枠組みや主に着目する変数（コラム 20）について記述する．アウトカムなど目的変数，主な説明変数として着目した要因，そして関連要因と考えて調整した変数（共変量）など分析に用いたすべての変数について記述する．原則として用いたすべての変数について，それぞれの測定法，次項の変数作成

コラム 20　変数の呼称

　学術分野や本・人によって，同じものを異なる名前で呼ぶので，初心者は混乱する．予測したい目的変数のことを，被説明（説明される）変数あるいは従属変数とも呼ぶ．予測（に用いる）変数のことを説明変数とか，独立変数とも呼ぶ．

　目的変数 Y を β_0（定数）と 1 から n までの n 個からなる多くの変量（変数）X_n とそれぞれの係数（1 次関数の傾きにあたる）$B_1 \sim B_n$ で予測（説明）しようとする解析手法を多変量解析という．この時 $X_1 \sim X_n$ を説明変数と呼ぶ．（測定・偶然）誤差は必ずあるので ε（誤差項，イプシロンと読む）をつけて表現すると下記の式になる．

$$Y = B_0 + B_1X_1 + B_2X_2 + B_3X_3 + \cdots + B_nX_n + \varepsilon$$

　説明（独立）変数 $B_1 \sim B_n$ のなかで，仮説上で目的変数（の変動）を主に説明している変数として着目しているものだけを説明変数と呼び，それ以外の変数を調整（adjust）〔分野によっては統制（control）ともいう〕すべき変数として調整（統制）変数とか共変量と呼んで区別することもある．目的変数と説明変数の両方と関連する「第 3 の要因」のなかにも，説明変数から目的変数に至る中間に位置する中間変数（要因）とそれ以外の交絡変数（要因）とがあり，両者は区別される．

の方法を書く.

　標準化されている尺度(コラム21)を使った場合には, そのことを文献も引用して明示する. 尺度によって, 数字が大きいほうがよい場合と悪い場合がある. その尺度のことを知らない読者にもわかるように書く. 似たような質問でも「できますか?」と「していますか?」など質問文の違い, 選択肢が「とてもよい」から「とても悪い」などの4択か5択かなどの違いによって回答分布は異なるので, 主なデータを得た質問文と選択肢は記述する.

コラム21　標準化された尺度

　尺度の「標準化」とは, 尺度が測りたいものを測定しているか(妥当性), 測定結果に再現性(信頼性)があるのかを検証したり, 基準・標準値を作成したりする一連のプロセスを指す.

　(内的)妥当性(p21参照)にも, 多くの種類がある. 基準関連妥当性は, ゴールドスタンダードとなる外的基準との関連の強さからみた妥当性で, それにも将来予測に使えるかどうかの予測妥当性と同時点で外的基準との関連の強さをみる併存的妥当性がある. 専門家の意見による内容的妥当性などもある.

　信頼性は, 同じ対象を, 複数回評価したり異なる評価者が評価したりして, それらの評価結果が一致する度合いから再現性が高いことを検証する. 複数の質問で1つのものを測定しようとする場合には, 内的整合性(Cronbachの α 係数など)も検討する.

　基準・標準値とは, その尺度で何点が20歳の日本人の平均点なのかとか, 何点以上だと異常(病的状態)だとみなせる確率が高い基準値(カットオフ値)なのかなど, 結果を解釈できる値である.

　これらを検証し作成する標準化には大変な手間とコストがかかっているので, 既に標準化されている場合には, その文献を引用する. 標準化された尺度がある場合には, それらを用いたほうが, 得られた結果の妥当性と信頼性は高い. 標準化されていない尺度を用いる場合には, 妥当性と信頼性を自分で検証するか, 検証されていないことを限界で述べることになる.

◆ 変数作成の方法

　得られたデータから，どのように変数を作成したのか記述する．研究では，観察された事実「(生)データ」を集め，それらから必要なものを選別し，加工・分析して，「意味のある情報」を引き出す．例えば「7，5，1，4，3，……」「3，5，9，6，7，……」など数百人の生データから，2群間比較に有用な平均値や該当者は○%などと割合などの情報を引

コラム 22　尺度の種類

　尺度(scale)とは，何かを評価するときの「ものさし」のことで，その性格によっていくつかに分けられる．

1. 名義(カテゴリー)尺度：男女，診断名など，数字でなく質的に分類されるもの．実際の入力や分析時には数字を用いるが，1を男にしても女にしてもよい．逆にいえば，報告資料では，1が何を指すか付記することが必要である．
2. 順序尺度：与えられた数字の大きさの順序には意味があるが，数字間の間隔や比率には意味がないもの．
3. 間隔尺度：順序だけではなく，数字間の距離には意味があるが，比率までは意味しないもの．例えば温度など．
4. 比尺度：間隔尺度でかつゼロが「存在しないこと」を意味するもの．人数など．比尺度は間隔尺度でもあり順序尺度でもあり，情報量が多い．

　名義尺度と順序尺度を質的データ(あるいは変数，variable)，間隔尺度と比尺度を量的データということがある．とびとびの値をとる離散変数と間の値にも意味がある連続変数を区別することもある．例えば，年齢データから変数を作成するとき，平均値あるいは中央値，または64歳未満と65歳以上などで2カテゴリー(名義尺度)としたり，10歳刻みに分け順序尺度としたり，1歳刻みやラットなら月齢などで，連続尺度として処理したりできる．どの尺度として用いたのかで，得られる結果は異なる．

き出したりする．データから分析に用いる変数を作る過程でも，どの
ような尺度とするのかなど，いろいろな選択をしている（コラム22）．

　平均値や割合なら誰がやっても同じになりそうだが，明らかな外れ
値や欠損値などを含めるかどうかで，かなり異なってくる．データか
ら情報を引き出すプロセスには多くの選択肢があり，異なる選択をす
ると，同じデータでも異なる情報，そして結論が得られることは珍し
くない．だから主な結果・結論に影響を及ぼしうる変数処理の方法に
ついて記述する．

　質問紙で，4件法や5件法の選択肢で尋ねたとき，どこで区切って
カテゴリー変数としたのか，連続変数として分析したのかで結果は異
なる．複数回測定した場合，採用したのは最大値か中央値か単純平均
か，除外した外れ値（と判断した基準）の存在や分布なども必要であ
る．分析に必要な情報が欠損していた場合，欠損値カテゴリーを作っ
たのか，除外したのか，補完したのか，などの欠損値処理についても
記述する．変数処理の仕方で参考にした先行研究があれば，引用する．
別の人が後年になって追試しても結果が再現できるように書く．

◆ 分析方法

　どのような手順で分析を進めたのかを書く．統計学的分析を行った
場合には，用いた検定・統計手法などを記述する．多変量解析を行っ
た場合には，主なアウトカムとした目的変数，主に着目する説明変数
や用いた調整変数と分析に用いた統計手法（モデル）を説明する．各変
数の「あり（正）」と「なし（負）」のどちらを該当ありと（統計ソフトで1
と指定）し，何を参照値（reference）にしたのか，文章だけでも，結果を
示す表だけでも判別できるように記述する．あまり知られていない手
法については，参考文献と簡潔な記述を加える．用いた統計ソフト名
とバージョンも記載し，統計的有意水準が5%水準でない場合にはそ
の旨を必ず書く．

　質的な研究方法の場合にも，どの分析手法を用いたのか，1人で行っ

たのか，複数回あるいは複数の人が独立して，あるいは(一部)合議しながらなど，信頼性(再現性)や妥当性を高めるために，どのような分析方法を用いたのかを記載する.

　所見の再現(頑健)性を確認するために，対象の限定や変数処理，分析手法や条件を変えて行う感受性分析を行った場合には，その条件や方法も記述する.

　総説(レビュー)論文では，文献の検索(語)，選択，抽出，および合成に用いた手法などを記述する.

 ## 研究倫理

　どのような倫理的な配慮を行ったのか(第12章)，倫理審査を受けたのか，受けなかった場合それが不要であった理由，受けた場合には審査主体(委員会名)，承認番号の記載を求めている雑誌もある.

文献
1) The BMJ：Article types and preparation.
https://www.bmj.com/about-bmj/resources-authors/article-types(2018年8月12日アクセス)
2) International Committee of Medical Journal Editors：Recommendations for the Conduct, Reporting, Editing, and Publication of Scholarly Work in Medical Journals (Updated December 2017).
http://www.icmje.org/recommendations/(2018年8月12日アクセス)
日本語訳：医学雑誌掲載のための学術研究の実施，報告，編集，および出版に関する勧告.
https://www.honyakucenter.jp/usefulinfo/pdf/ICMJE_Recommendations_2017.pdf
(2018年8月12日アクセス)

対象と方法のチェックリスト

- ☐ 研究デザインとセッティングを記載したか
- ☐ 対象の性質，選択・除外基準，選択プロセス，サンプル数を記述したか
- ☐ 方法にデータの種類・性質，収集方法を入れたか
- ☐ 介入をした場合，再現できる程度に詳しく方法に記述したか
- ☐ 方法に分析に用いた主な変数，変数作成方法を入れたか
- ☐ 方法に分析方法を入れたか．統計解析をした場合，用いたモデルや目的変数と説明変数，調整変数，統計ソフト，バージョンなども記載したか
- ☐ 研究倫理について，承認を受けた審査主体，承認番号などを記載したか

採択される研究助成
申請書の書き方

　質の高い研究の2条件は①有用性と②方法の妥当性の高さ，あるいはよい研究計画の3条件として①意義，②新規性，③実現可能性があることを第2章で述べた．「背景」「目的」のセクションで論文の有用性や意義・新規性はわかる．一方，「(対象と)方法」のセクションで研究方法の妥当性の高さと実現可能性はわかる．つまり，研究計画書の2つのセクションがあれば，よい研究になりそうかどうかはわかる．だから，研究計画書で研究助成の審査が行われている．

　計画書作成の次は，研究に必要なデータ収集である．それには多かれ少なかれ費用や時間，人手を含むコストがかかる．それを賄うために公募されている研究助成への応募・申請は誰でも挑戦できる．なかには，研究の実績を問われない若手限定の研究助成もあり，よい研究計画書(制度によって研究助成申請書・調書などとも呼ばれる)であれば採択される．

　そこで，第11章では，まず研究助成を得ることの数々のメリットを紹介し，研究助成の探し方や研究費の種類，科学研究費補助金(科研費)の審査方法，不採択になる申請書の共通点と対策などを，審査委員としての経験(コラム 23)も踏まえて説明しよう．

研究助成を得るメリット

　研究を進めるには，お金がかかる．データ収集するための測定機器購入や郵送調査などの実施費用，大規模データになれば入力やクリーニング，保存，（変数名や記述統計結果をまとめた）データブック作成などに必要な経費，統計ソフトや文献管理ソフトの購入費，研究会や学会への参加費用，論文投稿や掲載時に必要な費用，人件費などである．これらを得られるのが，第1のメリットである．

コラム 23　私の経験—研究助成獲得と審査委員

　本書もそうだが，特に研究助成申請書の書き方などとなると，読者のなかには「筆者のお前には，どれほどの実績があるのか」と思う人がいる（筆者もそう思う読者の1人であった）．今回のテーマでいえば，研究助成獲得と申請書を審査する両方の立場での実績が問われるであろう．

　筆者は，科学研究費補助金の基盤研究Aや厚生労働科学研究費補助金など複数の公的研究費に採択され，リハビリテーション・データベースに関する研究，JAGES(Japan Gerontological Evaluation Study，日本老年学的評価研究)プロジェクトを組織して，介護予防や健康格差の研究を展開してきた．そのプロセスの一端は，日本学術振興会発行の「科研費NEWS」の「研究成果展開事例」として「Well-being(幸福・健康)な社会づくりに向けた研究拠点の形成」と題して紹介していただいた[1]．その後も国立研究開発法人日本医療研究開発機構(Japan Agency for Medical Research and Development：AMED)からも複数の研究助成をいただいている．

　その実績を買われ，希望者の申請書を100本ぐらいは添削してきた．今までのところほぼ全員が，（多くは複数回の申請後だが）1つは研究費を獲得するのを支援してきた[2]．

　審査委員としては，（任期終了後に公表される）科学研究費補助金の審査委員や複数の民間助成団体の審査を担当した経験がある．

　筆者よりも実績豊富な人はいる．が，そのような人は研究を優先していて，そのノウハウは呑みながらとかでないと教えてくれないだろう．

　第 2 のメリットは，採択された場合には，数多くの申請書のなかから，質の高い研究計画として選ばれたことで，自信がつき，やる気が出ることだ．助成期間終了までに，論文，少なくとも報告書にまとめるという「締め切り効果」もある．

　第 3 のメリットは，研究者としての 1 つの業績になることだ．多くの研究助成申請書には，過去の研究助成獲得実績を書く欄がある．いくつかの研究費を獲得できる計画書作成能力が，研究能力の一端を捉えているとみなされている．

　たとえ不採択になったとしても，メリットはある．申請書を書くなかで，研究計画を育てよいものにできる．複数の研究計画を着想し自分では優劣つけがたいとき，不採択になった計画を断念する機会となる．

　日本の学術界にとっても，申請が増えることで水準が上がっていくだろう．これだけのメリットがあるのだから，ぜひ研究助成には申請して欲しい．

研究助成の探し方

　学術的・社会的意義が大きな研究・事業には公益性があるので，必要な経費を助成してくれる団体は 1,000 団体以上ある．公益財団法人助成財団センターの助成金情報(データ検索)[3]では，キーワードや分野，募集時期，事業形態(研究・事業プロジェクトなど)によって絞り込み検索ができる．例えば，キーワードに「医療・保健」と入れて研究事業への助成を検索すると 221 件もの助成プログラムがヒットする(2018 年 8 月 12 日時点)．ほぼ 1 年中，募集されている．

　政府による公的な研究費については，府省共通研究開発管理システム(e-Rad)[4]で検索できる．公的な研究費に申請するには，所属機関が研究機関として登録され(研究機関番号があり)，申請者にも，事前登

録(研究者番号)が必要である.

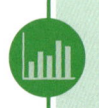

主な公的研究費助成団体と研究費の種類

　博士課程の大学院生であれば，日本学術振興会の特別研究員制度への申請資格がある．研究機関に採用された新人研究者は，申請手続きをすれば研究者番号を得て科研費に申請できるようになる．科研費の中心をなす基盤研究の獲得にはある程度の研究業績がいるが，研究活動スタート支援(スタートアップ)や若手研究，挑戦的萌芽研究であれば，研究実績がなくても，研究計画で評価されるので採択される可能性はある.

　医療系であれば，厚生労働科学研究費の公募課題のなかに若手研究者枠があるものがある．他には，国立研究開発法人日本医療研究開発機構(AMED)による研究公募などもあるが，研究代表者には研究実績が求められるので，若手がこれらの公的研究費を得られるのは研究班に分担研究者として参加する場合に限られるだろう.

　以下では，若手でも採用される可能性がある科研費や民間団体による助成を想定して説明しよう.

科学研究費補助金(科研費)の審査方法

　手引[5]をはじめ日本学術振興会のホームページで公開されている情報に基づくと，以下のようである．2段階の審査がある．第1段審査では研究計画1件あたり4〜6人の審査委員が個別に審査する．第2段審査では，第1段審査の評価をもとに，10数人から30人程度の専門

分野ごとの各小委員会で総合的な調整が行われる．第 1 段審査では約
300 専門分野の約 5,000 人の審査委員が，約 8 万件の研究計画調書を審
査する．複数の審査委員がつけた総合評点の平均点が高いものから採
択される．なお，2017 年秋から審査方法が改定されている．

　総合評点は 5 段階評価で，最上位の 5 点は全体の 10%，4 点は 20%，
3 点は 40%，2 点は 20%，1 点は 10%の比率になるように点数をつけ
ることが，審査委員には求められる．特に高いあるいは低い点数をつ
ける場合には，その理由も求められる．総合評価以外に，科研費の場
合，①学術的重要性，②妥当性，③独創性および革新性，④波及効果・
普遍性，⑤業績などでも評価される．これらのすべての基準で評価が
高いものだけが採択される．

　科研費の研究種目によって異なるが全体の採択率では，2017 年度は
26.6%，2016 年度は 28.0%，民間団体の助成では数%のこともあるの
で，採択されるためにはかなりの上位に入る必要がある．狭き門にみ
えるが，申請を支援した経験からすると，以下で紹介する点に気をつ
け，採択された実績のある教員や先輩に添削を受けて 3 回申請すれば
1 回程度は採択される．

◆ どのように審査されるのか

　科研費の場合，審査員 1 人あたりの審査件数は，平均 69(2012 年
度)～98 件(2008 年度)，最大で 220 件(2008 年度)である．これだけの
多数の研究計画書を読んで上位の 2～3 割を選ぶことになる．

　すべての申請書を丁寧に読む審査員もいるかもしれないが，筆者の
場合，全部を均等に読む気はしなかった．そのため次のような読み方
をした．まず概要を読み，全体にサッと目を通して，平均以下の落と
すレベルか否かを判断し，①学術的重要性，②妥当性，③独創性およ
び革新性，④波及効果・普遍性，⑤業績のいずれかに「落とす理由」を
記入する．逆に，上位 1 割だと思ったものは採用とし「ほめる理由」を
考えた．

　一番時間をかけたのは，採択の当落線上の，上位から2〜5割にあたると思った計画書である．それらは，じっくり読んで，その強みと限界の両面を考え，相対的に上位かどうかを評価した．

◆ 業績の重要性

　研究助成の審査とは，貴重な研究費（公的な研究費であれば税金）を投入する研究計画を選ぶことを意味する．計画段階なので，必ずしも期待通りの成果が保障されているわけではない．しかし，研究費を投入するからには，期待した成果が挙がらなかった場合にも，どのような研究方法では期待する結果が得られなかったのか（negative result）などの記録が，何らかの論文や学会発表として残って欲しい．それをできるかどうかは，研究計画そのものでなく，必ず論文にまとめる実績を挙げてきた遂行能力を持つ研究者かどうかにかかっている．専門知識の豊かさとも，スキルの高さとも異なる，コンピテンス（遂行能力）の高さの問題である．

　それは，研究計画書でいえば，研究発表業績に現れる．業績の多さや質は，共同研究プロジェクトの多さや研究費の潤沢さ，研究者の層の厚さなどによって，分野間で大きく異なる．しかし，少ない分野でも毎年数本は学術誌に掲載された（査読つき）論文がないと上位には残らない．若手であるほど筆頭著者である論文の量と質が問われる．年に数本の原著論文を書く力がない人は，研究者としては評価されない時代になってきている．

　過去に研究助成を受けた実績は，次々に研究構想・計画を考える力があることを意味するので，プラスに評価される．ただし研究助成を受けたにもかかわらず，学術誌に掲載された査読つきの論文がなく，報告書しか書いていない人は，むしろ評価は下がる．研究費を得ても成果を出せないレベルのコンピテンスしか持っていないからである．

　科研費のなかでも，スタートアップや若手研究，挑戦的萌芽研究であれば，研究実績がなくても，研究計画がよければ評価され採択され

る．それでもそのテーマに関する学会発表や学位論文など，研究発表業績があるほうが有利になる．研究実績のない，まったく新しいテーマに関する計画書は，概して先行研究を踏まえておらず，新規性や実現可能性の高さも表現されず，レベルの高い申請書・計画内容になっていないからである．

 # 研究助成申請書作成上のポイント

◆ 概要・要旨

　おそらく計画書のなかで，最も読まれ，かつ重要なのは，概要・要旨である．数百字の制約のなかでも，新規性や意義，実現可能性が高い研究計画であることを表現する必要がある．何度も推敲して，魅力的なものにしなければ，本文は読んでもらえないかもしれない．本文はすばらしいが要旨はダメという例に会ったことがないからである．

◆ 背景と目的

　先行研究の到達点に触れながら，それらとどう違うのか(新規性・独創性)を書く．今までの自分の研究で明らかになったことを紹介しつつ，その先をさらに切り拓くと書いてあると「蓄積もあり，その発展型なら着実に成果を挙げられそう」と感じられる．

　その研究で明らかにする目的だけでなく，それが達成されたときに期待される意義・成果も書く．「単に○○を明らかにする」だけで，波及効果や価値を感じられず，それがわかったとしても「だから何？」と感じさせたらアウトである．掲げた仮説が支持されても，否定されても価値がある．そんな魅力的な仮説や意義が提示されていると，どのような結果が出ても価値がある研究になると判断できる．

　1〜3 年間程度で取り組む研究計画の成果は，原著論文でいえば数本分だろう．それらが 5 年後や 10 年後に，数十本集められた 1 冊の学術書になったとき，どのような新しい概念や領域が切り拓かれるのか，その学術書のタイトルになるような概念や領域，内容を示すキーワードや枠組み，そのなかのどこに位置づけられる研究計画なのかが示されていると，その後の広がりや普遍性，波及効果を感じられる．

◆ 計画（対象と方法）

　その研究の目的を達成するために必要な「対象と方法」（第 10 章）に関する計画を書く．研究デザインとセッティング（フィールド），対象の選択基準とそれを満たす対象が集められる見通しなど実現可能性が高いことを示す．分析枠組みや集めるべきデータの内容や収集方法，分析手法など，研究の遂行に必要な情報を漏れなく具体的に書いて「字数やスペースの制限のために書き切れないが，細部まで考えてある」ことを伝える．「なるほど，この方法であれば，従来の研究でわからなかったことが解明できる，質の高い研究になる」と，審査委員が判断できる根拠を示す必要がある．

◆ 共同研究者

　助成制度によっては，申請書に共同研究者や研究体制を書く欄がある．その人数は多いほどよいのではない．そのテーマについて実績がある研究者を含むこと，研究計画遂行上の役割が明確なことが必要である．

◆ 表記レベルの留意点

　大量の申請書を読む立場からすると，文字ばかりが延々と続く申請書は読みづらい．適度に小見出しや重要部分のみフォントをゴシック

にしたり下線などをつけたりしてあって，それらを拾い読みするだけ
で概要がわかる申請書は好感が持てる．網掛けはかえって文字が埋も
れて読みにくくなる．研究全体の枠組みや計画の概要・流れがわかる
図は効果的である．

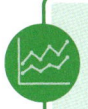
不採択になる研究計画書の共通点と対策

　不採択になる計画書には共通点がある．「採択される申請書を書く
ためのチェックリスト」で点検して書き直して欲しい．

◆ 研究計画書になっていない

　「研究計画書」以前の「お勉強計画書」，具体性を欠く「研究構想書」に
とどまっているものや，逆に 2〜3 年間ではとてもできない壮大すぎ
る「研究（妄想？）願望書」になっているものは多い．年に 1〜数本の原
著論文を書く計画書になるよう書き換える．

◆ 独りよがりでわかりにくい

　他（領域）の研究者が読んでわからない，必要な専門用語の説明がな
い「独りよがり」の計画書は多い．審査委員も何らかの専門分野を持っ
ている．○○学会員という意味で，○○学の専門家だが，○○学のす
べての領域に詳しい研究者などいない．言い換えれば，狭い意味での
専門領域が同じ人が審査する可能性は低い．同じ○○学が専門でも，
学会内では別の専門領域の研究者が読んでもわかるように書く必要が
ある．

◆ 記載要領を無視

　見出しの下や別紙に書かれている記載要領に「独自性を述べてください」「3 か年のスケジュールを書いてください」「600 字以内」などと書かれているのに，それらを無視しているものも多い．記載要領を読んで，指示に従うように何度も書き直す．場数を踏んできた筆者でも，最低 5 回は推敲している．初心者なら，先輩や教員に添削してもらいながら 7〜10 回は推敲して欲しい．

◆ 新規性がわからない

　先行研究で何がわかっていないのか，何が新しいのかがわからない．「○○についてはわかっていない」と明記し「そこで……」というパターンがお勧めである．

◆ 目的が具体的でなくあいまい

　検証仮説やリサーチ・クエスチョンが具体的に書かれていない．例えば，「実態を明らかにする」ではあいまいである．実態のなかでも，どの側面や内容(性差か，年代間の差か，状態か機能かなど)に着目するのかを書く．また，「必要性を明らかにする」では不十分である．なぜなら研究しなくても必要性はわかっていることが多いからである．例えば「環境要因，対象者の要因，援助者側の要因などのうち(と分析の枠組みや主要な要因を示した後に)，□□な場合にはどの要因が重要(必要)なのか明らかにする」などと限定・具体化する．

◆ 研究方法・内容が不十分

　対象，方法，集める情報の内容などに具体性を欠いているもの，記載欄にまだ余裕があるのにスカスカなもの．その一方で測定機材名や

統計解析ソフト名などだけが具体的なチグハグな計画書も多い．研究に着手してから計画書を書けば，まるで見てきたように具体的に書ける．そのまま論文原稿になるように意識して具体的に書く．

ないのは研究費だけ

　①重要なテーマで，②方法の妥当性・実現可能性も高く，③先行研究に照らして独創性および革新性に富み，④波及効果・普遍性があり，⑤業績からコンピテンスも感じられ，ないのは研究費だけ．研究費さえあれば，誰もみたことのない大きな成果が挙がると思える研究計画が採択される．

　しかし，そんな計画書がいきなり書けるはずはない．不採択になる度に，足りないものを補って書き直す．それを繰り返していると，研究の構想力・計画力がついてくる．やがて未来に行って見てきたようにイメージが湧き，そこに至るのに必要な道筋・計画がみえてくる．むろん，やってみなければ結果はわからない．それでも審査員が「この研究計画の結果をみてみたい」と思えるのが魅力的な計画書である．

　まずは研究計画書を書いて欲しい．書くことで，計画は磨かれ具体化される．そして，研究助成に申請して欲しい．申請しなければ，採択される可能性はゼロだから，である．

文献
1) 文部科学省，日本学術振興会：科研費 NEWS―2013 年度 vol. 1．p.21
   https://www.jsps.go.jp/j-grantsinaid/22_letter/data/news_2013_vol1/p21.pdf(2018 年 8 月 9 日アクセス)
2) 日本老年学的評価研究：主な研究助成．
   https://www.jages.net/about_jages/fund/(2018 年 8 月 27 日アクセス)
3) 公益財団法人助成財団センター：助成金情報．
   http://www.jfc.or.jp/grant-search/guide/(2018 年 8 月 12 日アクセス)
4) 府省共通研究開発システム．
   https://www.e-rad.go.jp/(2018 年 8 月 12 日アクセス)

5) 独立行政法人日本学術振興会：平成 27 年度科学研究費助成事業—第 1 段審査（書面審査）の手引.

採択される申請書を書くためのチェックリスト

☐ 概要だけでも，新規性と，意義と，実現可能性は伝わるか
☐ 専門領域外の人でもわかるか
☐ 記載要領に従い各欄に書くべきことが書かれているか
☐ 字数上限を超えたり，大幅に下回ったりしていないか
☐ 先行研究の到達点を踏まえており新規性は明確か
☐ 仮説が否定された場合でも意義があることが伝わるか
☐ 研究デザインから分析方法まで研究に必要な情報が網羅されているか
☐ 対象と方法は，そのまま論文になるほど具体的か

研究倫理に関する指針

医学の歴史のなかには，人権を無視して研究をした暗い過去がある．第 2 次世界大戦時に，ナチスや大日本帝国陸軍の通称 731 部隊による人体実験が行われている．なかには生体解剖まであったという．医学研究者が自ら規制するために世界医師会総会において「ヒトを対象とする医学研究の倫理的原則」(1964 年)が採択された．これがヘルシンキ宣言である．そのなかでは，計画書を提出し第三者である倫理審査委員会による承認手続きや本人同意の取得を求める原則が示されている．日本では，それを具体化した指針が出されている．第 12 章では，研究に関わる倫理について，最低限知っておくべきことを説明しよう．

ヘルシンキ宣言

1964 年に採択されて以降，第 10 版にあたる 2013 年版まで改訂を重ねている．2013 年版[1]では，表 12-1[2]に示した構成の 37 項目が含まれている．そこには「患者の健康，福利，権利の向上」「重要性が被験者のリスクおよび負担を上まわる場合に限り行うことができる」「研究の計画と実施内容を研究計画書に明示」「研究計画書は研究開始前に研究倫理委員会に提出」「プライバシーと秘密保持」「インフォームド・コンセント」「研究登録と結果の刊行および普及」などに関する事項が盛り込まれている．

表 12-1　ヘルシンキ宣言　人間を対象とする医学研究の倫理的原則

序文（2 項目，略）

一般原則（13 項目）
　3．WMA（世界医師会）ジュネーブ宣言は，「私の患者の健康を私の第一の関心事とする」ことを医師に義務づけ，また医の国際倫理綱領は，「医師は，医療の提供に際して，患者の最善の利益のために行動すべきである」と宣言している．
　4．医学研究の対象とされる人々を含め，患者の健康，福利，権利を向上させ守ることは医師の責務である．（以下略）
　5．医学の進歩は人間を対象とする諸試験を要する研究に根本的に基づくものである．
　6．人間を対象とする医学研究の第一の目的は，疾病の原因，発症および影響を理解し，予防，診断ならびに治療（手法，手順，処置）を改善することである．最善と証明された治療であっても，安全性，有効性，効率性，利用可能性および質に関する研究を通じて継続的に評価されなければならない．
　7．医学研究はすべての被験者に対する配慮を推進かつ保証し，その健康と権利を擁護するための倫理基準に従わなければならない．
　8．医学研究の主な目的は新しい知識を得ることであるが，この目標は個々の被験者の権利および利益に優先することがあってはならない．
　9．被験者の生命，健康，尊厳，全体性，自己決定権，プライバシーおよび個人情報の秘密を守ることは医学研究に関与する医師の責務である．被験者の保護責任は常に医師またはその他の医療専門職にあり，被験者が同意を与えた場合でも，決してその被験者に移ることはない．
　（10〜11 は略）
　12．人間を対象とする医学研究は，適切な倫理的および科学的な教育と訓練を受けた有資格者によってのみ行われなければならない．患者あるいは健康なボランティアを対象とする研究は，能力と十分な資格を有する医師またはその他の医療専門職の監督を必要とする．
　（13 は略）
　14．臨床研究を行う医師は，研究が予防，診断または治療する価値があるとして正当化できる範囲内にあり，かつその研究への参加が被験者としての患者の健康に悪影響を及ぼさないことを確信する十分な理由がある場合に限り，その患者を研究に参加させるべきである．
　15．研究参加の結果として損害を受けた被験者に対する適切な補償と治療が保証されなければならない．

リスク，負担，利益（3 項目）
　16．医療および医学研究においてはほとんどの治療にリスクと負担が伴う．人間を対象とする医学研究は，その目的の重要性が被験者のリスクおよび負担を上まわる場合に限り行うことができる．
　（17〜18 は略）

社会的弱者グループおよび個人（2 項目，略）

（つづく）

表 12-1　（つづき）

科学的要件と研究計画書（2 項目）
（21 は略）

22. 人間を対象とする各研究の計画と実施内容は，研究計画書に明示され正当化されていなければならない．（以下略）

研究倫理委員会（1 項目）
23. 研究計画書は，検討，意見，指導および承認を得るため研究開始前に関連する研究倫理委員会に提出されなければならない．（以下略）

プライバシーと秘密保持（1 項目）
24. 被験者のプライバシーおよび個人情報の秘密保持を厳守するためあらゆる予防策を講じなければならない．

インフォームド・コンセント（8 項目）
25. 医学研究の被験者としてインフォームド・コンセントを与える能力がある個人の参加は自発的でなければならない．（以下略）
（26〜32 は略）

プラセボの使用（1 項目，略）

研究終了後条項（1 項目，略）

研究登録と結果の刊行および普及（2 項目）
35. 人間を対象とするすべての研究は，最初の被験者を募集する前に一般的にアクセス可能なデータベースに登録されなければならない．
（36 は略）

臨床における未実証の治療（1 項目，略）

〔日本医師会：ヘルシンキ宣言　人間を対象とする医学研究の倫理的原則（日本語訳）
http://www.med.or.jp/wma/helsinki.html（2018 年 8 月 12 日アクセス）より抜粋し作成〕

日本における医学研究に関する指針

　「臨床研究に関する倫理指針」（厚生労働省）は 2003 年に策定され，第 4 版にあたる 2014 年改訂で「疫学研究に関する倫理指針」（文部科学省・厚生労働省）と統合されて「人を対象とする医学系研究に関する倫理指針」（表 12-2）[3]となった．本項では，39 頁にわたるこの指針（2017

表12-2　人を対象とする医学系研究に関する倫理指針の目次

前文 第1章　総則 第2章　研究者等の責務等 第3章　研究計画書 第4章　倫理審査委員会 第5章　インフォームド・コンセント等 第6章　個人情報等及び匿名加工情報 第7章　重篤な有害事象への対応 第8章　研究の信頼性確保 第9章　その他 附則

〔文部科学省，厚生労働省：人を対象とする医学系研究に関する倫理指針.
https://www.mhlw.go.jp/file/06-Seisakujouhou-10600000-Daijinkan
boukouseikagakuka/0000153339.pdf(2018年7月17日アクセス)より抜
粋〕

年版)の概要を紹介する.

　この他にも「ヒトゲノム・遺伝子解析研究に関する倫理指針」(文部
科学省・厚生労働省・経済産業省)，「遺伝子治療等臨床研究に関する
指針」(厚生労働省)などがある. 倫理審査委員会に提出する研究計画
書に記載すべき事項などが詳しく説明されているので，全文を読むこ
とが必要である.

◆ 第1章　総則

　この指針の目的は「人を対象とする医学系研究に携わる全ての関係
者が遵守すべき事項を定めることにより，人間の尊厳及び人権が守ら
れ，研究の適正な推進が図られるようにすること」である.

　表12-3[3]に示す8つの基本方針と表12-4[3]に示すような32の用語の
定義が示されている. 例えば，「人を対象とする医学系研究」とは「人
(試料・情報を含む.)を対象として，傷病の成因(健康に関する様々な
事象の頻度及び分布並びにそれらに影響を与える要因を含む.)及び病
態の理解並びに傷病の予防方法並びに医療における診断方法及び治療
方法の改善又は有効性の検証を通じて，国民の健康の保持増進又は患

表 12-3　基本方針

①社会的及び学術的な意義を有する研究の実施
②研究分野の特性に応じた科学的合理性の確保
③研究対象者への負担並びに予測されるリスク及び利益の総合的評価
④独立かつ公正な立場に立った倫理審査委員会による審査
⑤事前の十分な説明及び研究対象者の自由意思による同意
⑥社会的に弱い立場にある者への特別な配慮
⑦個人情報等の保護
⑧研究の質及び透明性の確保

〔文部科学省，厚生労働省：人を対象とする医学系研究に関する倫理指針．　https://www.
mhlw.go.jp/file/06-Seisakujouhou-10600000-Daijinkanboukouseikagakuka/0000153339.pdf
(2018 年 7 月 17 日アクセス)より抜粋〕

表 12-4　定義が示されている用語リスト

⑴人を対象とする医学系研究	⑿研究者等	㉔匿名化
⑵侵襲	⒀研究責任者	㉕対応表
⑶介入	⒁研究機関の長	㉖匿名加工情報
⑷人体から取得された試料	⒂倫理審査委員会	㉗非識別加工情報
⑸研究に用いられる情報	⒃インフォームド・コンセント	㉘有害事象
⑹試料・情報	⒄代諾者	㉙重篤な有害事象
⑺既存試料・情報	⒅代諾者等	㉚予測できない重篤な有害事象
⑻研究対象者	⒆インフォームド・アセント	㉛モニタリング
⑼研究機関	⒇個人情報	㉜監査
⑽共同研究機関	㉑個人情報等	
⑾試料・情報の収集・分譲を行う機関	㉒個人識別符号	
	㉓要配慮個人情報	

〔文部科学省，厚生労働省：人を対象とする医学系研究に関する倫理指針．　https://www.
mhlw.go.jp/file/06-Seisakujouhou-10600000-Daijinkanboukouseikagakuka/0000153339.pdf
(2018 年 7 月 17 日アクセス)より抜粋〕

者の傷病からの回復若しくは生活の質の向上に資する知識を得ること
を目的として実施される活動」をいう．

◆ 第 2 章　研究者等の責務等

「1 研究対象者等への配慮」として「研究対象者の生命，健康及び人

権を尊重」「インフォームド・コンセント」「知り得た情報を正当な理由なく漏らしてはならない」など，「2 研究の倫理的妥当性及び科学的合理性の確保等」として「倫理審査委員会の審査及び研究機関の長の許可を受けた研究計画書に従って，適正に研究を実施」などが記載されている.

　「研究責任者の責務」としては「1 研究計画書の作成及び研究者等に対する遵守徹底」「2 研究の進捗状況の管理・監督及び有害事象等の把握・報告」「3 研究実施後の研究対象者への対応」が，「研究機関の長の責務」には，「1 研究に対する総括的な監督」「2 研究の実施のための体制・規程の整備等」などが求められている.

◆ 第3章　研究計画書

　「研究計画書に関する手続」として「研究計画書の作成・変更」「倫理審査委員会への付議」など，「研究計画書の記載事項」として，表12-5[3]に示す 25 項目が示されている.

1．サンプル数の考え方

　研究段階にあるということは，不利益（リスク）と利益（ベネフィット）を比べたときに，リスクのほうが大きい可能性がまだ残っている.この場合，不必要にサンプル数が多ければ，より多くの人を危険にさらすことになる.実際，仮説とは逆に死亡率が高いことが判明し，計画の途中で中断された研究もある.逆に，必要サンプル数が不足したために，批判的な吟味に耐えられる結果が得られなかった場合，協力してくれた患者さんや被験者が引き受けてくれた負担が無駄になってしまう.つまり，少なすぎても多すぎても非倫理的である.それを避けるために行われるのが，必要サンプル数の推定である.

2．研究に関する登録・公表

　ヘルシンキ宣言でもデータベースへの登録が明示されている.その

表 12-5　研究計画書に記載すべき事項

①研究の名称
②研究の実施体制（研究機関の名称及び研究者等の氏名を含む）
③研究の目的及び意義
④研究の方法及び期間
⑤研究対象者の選定方針
⑥研究の科学的合理性の根拠
⑦第 12 の規定によるインフォームド・コンセントを受ける手続等（インフォームド・コンセントを受ける場合には，同規定による説明及び同意に関する事項を含む）
⑧個人情報等の取扱い（匿名化する場合にはその方法，匿名加工情報又は非識別加工情報を作成する場合にはその旨を含む）
⑨研究対象者に生じる負担並びに予測されるリスク及び利益，これらの総合的評価並びに当該負担及びリスクを最小化する対策
⑩試料・情報（研究に用いられる情報に係る資料を含む）の保管及び廃棄の方法
⑪研究機関の長への報告内容及び方法
⑫研究の資金源等，研究機関の研究に係る利益相反及び個人の収益等，研究者等の研究に係る利益相反に関する状況
⑬研究に関する情報公開の方法
⑭研究対象者等及びその関係者からの相談等への対応
⑮代諾者等からインフォームド・コンセントを受ける場合には，第 13 の規定による手続（第 12 及び第 13 の規定による代諾者等の選定方針並びに説明及び同意に関する事項を含む）
⑯インフォームド・アセントを得る場合には，第 13 の規定による手続（説明に関する事項を含む）
⑰第 12 の 6 の規定による研究を実施しようとする場合には，同規定に掲げる要件の全てを満たしていることについて判断する方法
⑱研究対象者等に経済的負担又は謝礼がある場合には，その旨及びその内容
⑲侵襲（軽微な侵襲を除く）を伴う研究の場合には，重篤な有害事象が発生した際の対応
⑳侵襲を伴う研究の場合には，当該研究によって生じた健康被害に対する補償の有無及びその内容
㉑通常の診療を超える医療行為を伴う研究の場合には，研究対象者への研究実施後における医療の提供に関する対応
㉒研究の実施に伴い，研究対象者の健康，子孫に受け継がれ得る遺伝的特徴等に関する重要な知見が得られる可能性がある場合には，研究対象者に係る研究結果（偶発的所見を含む）の取扱い
㉓研究に関する業務の一部を委託する場合には，当該業務内容及び委託先の監督方法
㉔研究対象者から取得された試料・情報について，研究対象者等から同意を受ける時点では特定されない将来の研究のために用いられる可能性又は他の研究機関に提供する可能性がある場合には，その旨と同意を受ける時点において想定される内容
㉕第 21 の規定によるモニタリング及び監査を実施する場合には，その実施体制及び実施手順

〔文部科学省，厚生労働省：人を対象とする医学系研究に関する倫理指針．https://www.mhlw.go.jp/file/06-Seisakujouhou-10600000-Daijinkanboukouseikagakuka/0000153339.pdf（2018 年 7 月 17 日アクセス）より抜粋〕

表12-6 臨床試験登録の目的

1. 開始準備中ないし実施中の臨床試験の情報を公開することにより，患者や健常者ボランティアの参加を容易にする
2. 臨床試験の結果が恣意的に公表されたり，偏った内容となることを防ぐ
3. 臨床試験が不必要に重複して実施されることを防ぐ
4. 倫理審査委員会が新規の臨床試験を審査する際，同種の研究や関連データの情報を得やすくする

〔神山圭介：臨床研究倫理ことはじめ―介入研究(2)：被験者数の設定と臨床試験登録．総合リハ 42(6)：568，2014 より転載〕

目的は，**表12-6**[4)]に示すように4つある．

そのうちの1つは出版バイアス(publication bias)を避けるためである．出版バイアスとは，期待する結果が得られた場合のほうが論文として出版されやすく，期待する結果が得られなかった場合に論文として出版されないことによるバイアスのことである．既に同じ研究がやられて効果がない，あるいはリスクが利益を上回ることがわかった場合に，そのことが社会で共有されていないと，より多くの患者が危険にさらされるという望ましくない非倫理的な状況となってしまう．それを避けるには，効果がなかった場合も，そのことが共有される仕組みが必要なことから，臨床試験の登録と公表を求められている．

日本では，国立大学附属病院長会議のUMIN臨床試験登録システム(UMIN-CTR)，一般財団法人日本医薬情報センター，公益社団法人日本医師会が設置したデータベースのいずれかに登録する．

◆ 第4章 倫理審査委員会

委員会を設置し**図12-1**[5)]に示すような承認プロセスを経て，研究計画を審査することが求められている．委員会は，大学や研究所などの研究機関や学会などの学術団体に設置され，機関の長が審査を依頼する．①医学・医療の専門家など，自然科学の有識者，②倫理学・法律学の専門家など，人文・社会科学の有識者，③一般の立場，④複数の外部委員，⑤男女両性などの条件を満たす5名以上の合議制で全会一

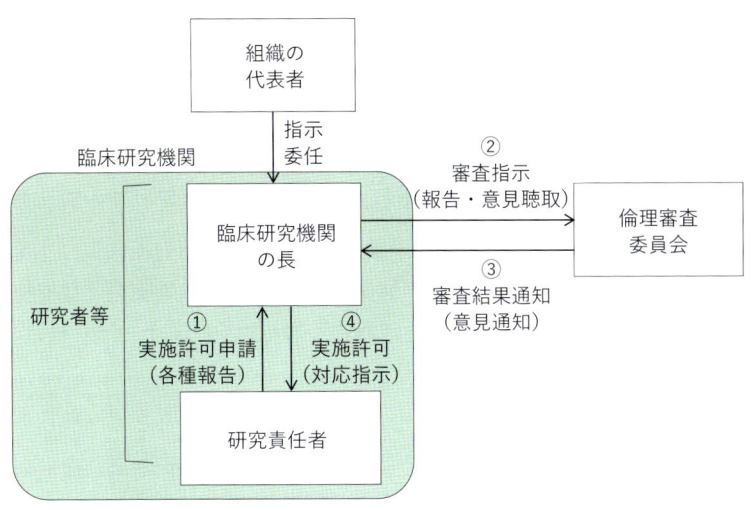

図 12-1　倫理審査委員会の位置づけ
※（　）内は重篤な有害事象など安全性情報の扱いを示す
〔神山圭介：臨床研究倫理ことはじめ―倫理審査委員会. 総合リハ 42(10)：1002, 2014 より転載〕

致をもって決定するよう努めなければならない.

　審査は, 倫理的観点と科学的観点の両面から行われ, 計画の変更・中止など必要な意見を文書で述べ, 審査の結果(承認, 条件つき承認, 非承認など)が通知される. 審査員が出席して行う通常審査の他に, 軽微な事項(他の機関で承認が得られている計画, 計画の軽微な変更, 侵襲を伴わない研究であって介入を行わないもの)の審査については迅速審査(委員会が指名する委員が委員会として審査し, その結果をすべての委員に報告する方法)が認められている. 委員会の設置者には, 倫理審査委員会の組織および運営に関する規程並びに委員名簿, 開催状況および審査の概要について倫理審査委員会報告システムにおいて公表しなければならない. 2017 年 4 月時点で約 1,700 の委員会が登録されている.

◆ 第5章 インフォームド・コンセント等

　インフォームド・コンセント（informed consent）とは「研究の目的及び意義並びに方法，研究対象者に生じる負担，予測される結果（リスク及び利益を含む）等について十分な説明を受け，それらを理解した上で自由意思に基づいて研究者等又は既存試料・情報の提供を行う者に対し与える，当該研究（試料・情報の取扱いを含む）を実施又は継続されることに関する同意」のことを指す．**表12-7**[3]に示す21項目の説明すべき事項が示されている．

　診療行為であれば，患者さん本人にとっての必要性などは理解しやすい．しかし，研究となると，一般の人や苦痛を伴うが効果はないかもしれない行為を受ける患者・研究対象者の立場からすると，なぜそのようなことをするのかその背景や意義などを，理解できないことが少なくない．例えば，プラセボ（偽薬）を与えられる対照群に割り振られるかもしれないこと，その必要性などは，医療系の学生ですら，一度聞いただけではわからない人は少なくない．一般に，中学校卒業（15歳）程度を想定して説明することが適切とされている[6]．

1. 拒否できる機会の保障（オプトアウト）

　侵襲や介入を伴わない研究で，人体から取得された資料を用いない研究の場合には，インフォームド・コンセントを受けることは必ずしも要しない．ただしその場合には，研究に用いられる情報の利用目的を含む研究についての21項目の説明事項に関する情報を研究対象者などに通知し，または公開し，研究が実施または継続されることについて，研究対象者などが拒否できる機会を保障することによって，取得した個人情報を利用することができる．これをオプトアウトという．オプトアウトによる場合には，**表12-7**に示す情報を研究対象者などが容易に知りうる状態に置く必要がある．

表 12-7　説明すべき事項

①研究の名称及び当該研究の実施について研究機関の長の許可を受けている旨
②研究機関の名称及び研究責任者の氏名（他の研究機関と共同して研究を実施する場合には，共同研究機関の名称及び共同研究機関の研究責任者の氏名を含む）
③研究の目的及び意義
④研究の方法（研究対象者から取得された試料・情報の利用目的を含む．）及び期間
⑤研究対象者として選定された理由
⑥研究対象者に生じる負担並びに予測されるリスク及び利益
⑦研究が実施又は継続されることに同意した場合であっても随時これを撤回できる旨（研究対象者等からの撤回の内容に従った措置を講じることが困難となる場合があるときは，その旨及びその理由）
⑧研究が実施又は継続されることに同意しないこと又は同意を撤回することによって研究対象者等が不利益な取扱いを受けない旨
⑨研究に関する情報公開の方法
⑩研究対象者等の求めに応じて，他の研究対象者等の個人情報等の保護及び当該研究の独創性の確保に支障がない範囲内で研究計画書及び研究の方法に関する資料を入手又は閲覧できる旨並びにその入手又は閲覧の方法
⑪個人情報等の取扱い（匿名化する場合にはその方法，匿名加工情報又は非識別加工情報を作成する場合にはその旨を含む）
⑫試料・情報の保管及び廃棄の方法
⑬研究の資金源等，研究機関の研究に係る利益相反及び個人の収益等，研究者等の研究に係る利益相反に関する状況
⑭研究対象者等及びその関係者からの相談等への対応
⑮研究対象者等に経済的負担又は謝礼がある場合には，その旨及びその内容
⑯通常の診療を超える医療行為を伴う研究の場合には，他の治療方法等に関する事項
⑰通常の診療を超える医療行為を伴う研究の場合には，研究対象者への研究実施後における医療の提供に関する対応
⑱研究の実施に伴い，研究対象者の健康，子孫に受け継がれ得る遺伝的特徴等に関する重要な知見が得られる可能性がある場合には，研究対象者に係る研究結果（偶発的所見を含む）の取扱い
⑲侵襲を伴う研究の場合には，当該研究によって生じた健康被害に対する補償の有無及びその内容
⑳研究対象者から取得された試料・情報について，研究対象者等から同意を受ける時点では特定されない将来の研究のために用いられる可能性又は他の研究機関に提供する可能性がある場合には，その旨と同意を受ける時点において想定される内容
㉑侵襲（軽微な侵襲を除く）を伴う研究であって介入を行うものの場合には，研究対象者の秘密が保全されることを前提として，モニタリングに従事する者及び監査に従事する者並びに倫理審査委員会が，必要な範囲内において当該研究対象者に関する試料・情報を閲覧する旨

〔文部科学省，厚生労働省：人を対象とする医学系研究に関する倫理指針．　https://www.mhlw.go.jp/file/06-Seisakujouhou-10600000-Daijinkanboukouseikagakuka/0000153339.pdf（2018 年 7 月 17 日アクセス）より抜粋〕

◆ 第6章 個人情報等及び匿名加工情報

　個人情報等の保護，安全管理，保有する個人情報の開示等，匿名加工情報の取り扱いなどについて記述されている(**表12-8**)[3]．

◆ 第7章 重篤な有害事象への対応

　用語の定義によれば「実施された研究との因果関係の有無を問わず，研究対象者に生じた全ての好ましくない又は意図しない傷病若しくはその徴候(臨床検査値の異常を含む)」を有害事象という．そのうち，「①死に至るもの，②生命を脅かすもの，③治療のための入院又は入院期間の延長が必要となるもの，④永続的又は顕著な障害・機能不全に陥るもの，⑤子孫に先天異常を来すもの」を重篤な有害事象という．これを知ったときの研究者等，研究責任者，研究機関の長の対応が示されている．

◆ 第8章 研究の信頼性確保

　「利益相反の管理」「研究に係る試料及び情報等の保管」「モニタリング及び監査(**表12-9**)[3]」について説明されている．
　利益相反(Conflict of Interest：COI)とは，「信頼されるべき立場にある人物の，私的な利益と公的な責任との不一致」のことである[7]．多額の研究費を企業などスポンサーから得ている場合，研究者がスポンサーに都合のいい結果を公表し，不都合な結果の公表を避けた事例がある．このような好ましくない事態を抑制しマネジメントするために，潜在的にCOIが発生しうる状況があるかどうかを申告し公表する．一部に誤解があるが，COIがないことが「善」で，民間企業からの研究費を得てCOIがありうる状況が「悪」であり排除すべきであるという性格のものではない[5]．第三者であるCOI管理委員会などがプロトコールの遵守状況などを確認できるようにするなど，管理(マネジ

表 12-8　個人情報等と匿名加工情報の定義

> **(20) 個人情報**
> 　　生存する個人に関する情報であって，次に掲げるいずれかに該当するものをいう．
> 　①当該情報に含まれる氏名，生年月日その他の記述等〔文書，図画若しくは電磁的記録［電磁的方式（電子的方式，磁気的方式その他人の知覚によっては認識することができない方式をいう．(22)②において同じ）で作られる記録をいう］に記載され，若しくは記録され，又は音声，動作その他の方法を用いて表された一切の事項（個人識別符号を除く．）をいう．以下同じ〕により特定の個人を識別することができるもの（他の情報と照合することができ，それにより特定の個人を識別することができることとなるものを含む）
> 　②個人識別符号が含まれるもの
>
> **(21) 個人情報等**
> 　　個人情報に加えて，個人に関する情報であって，死者について特定の個人を識別することができる情報を含めたものをいう．
>
> **(22) 個人識別符号**
> 　　次に掲げるいずれかに該当する文字，番号，記号その他の符号のうち，個人情報の保護に関する法律施行令（平成 15 年政令第 507 号）その他の法令に定めるものをいう．
> 　①特定の個人の身体の一部の特徴を電子計算機の用に供するために変換した文字，番号，記号その他の符号であって，当該特定の個人を識別することができるもの
> 　②個人に提供される役務の利用若しくは個人に販売される商品の購入に関し割り当てられ，又は個人に発行されるカードその他の書類に記載され，若しくは電磁的方式により記録された文字，番号，記号その他の符号であって，その利用者若しくは購入者又は発行を受ける者ごとに異なるものとなるように割り当てられ，又は記載され，若しくは記録されることにより，特定の利用者若しくは購入者又は発行を受ける者を識別することができるもの
>
> **(23) 要配慮個人情報**
> 　　本人の人種，信条，社会的身分，病歴，犯罪の経歴，犯罪により害を被った事実その他本人に対する不当な差別，偏見その他の不利益が生じないようにその取扱いに特に配慮を要する記述等が含まれる個人情報をいう．
>
> **(26) 匿名加工情報**
> 　　次に掲げる個人情報〔個人情報の保護に関する法律（平成 15 年法律第 57 号．以下「個人情報保護法」という）に規定する個人情報に限る．以下この(26)において同じ〕の区分に応じてそれぞれ次に定める措置を講じて特定の個人を識別することができないように個人情報を加工して得られる個人に関する情報であって，当該個人情報を復元することができないようにしたもの（同法の規定の適用を受けるものに限る）をいう．
> 　①(20)①に該当する個人情報当該個人情報に含まれる記述等の一部を削除すること（当該一部の記述等を復元することのできる規則性を有しない方法により他の記述等に置き換えることを含む）．
> 　②(20)②に該当する個人情報当該個人情報に含まれる個人識別符号の全部を削除すること（当該個人識別符号を復元することのできる規則性を有しない方法により他の記述等に置き換えることを含む）．

〔文部科学省，厚生労働省：人を対象とする医学系研究に関する倫理指針．　https://www.mhlw.go.jp/file/06-Seisakujouhou-10600000-Daijinkanboukouseikagakuka/0000153339.pdf (2018 年 7 月 17 日アクセス）より抜粋〕

表12-9　モニタリング・監査の定義

> (31) モニタリング
>   研究が適正に行われることを確保するため，研究がどの程度進捗しているか並びにこの指針及び研究計画書に従って行われているかについて，研究責任者が指定した者に行わせる調査をいう．
> (32) 監査
>   研究結果の信頼性を確保するため，研究がこの指針及び研究計画書に従って行われたかについて，研究責任者が指定した者に行わせる調査をいう．

〔文部科学省，厚生労働省：人を対象とする医学系研究に関する倫理指針．　https://www.mhlw.go.jp/file/06-Seisakujouhou-10600000-Daijinkanboukouseikagakuka/0000153339.pdf（2018年7月17日アクセス）より抜粋〕

メント)すべきという考え方である．

まとめ

　倫理問題は，社会の認識の変化や新しい技術，実際に起きた研究倫理に関わる事件などを反映して，今後も見直しがされていく．この指針の最後には「施行後5年を目途としてその全般に関して検討を加えた上で，見直しを行うものとする」と明示されている．

　ヘルシンキ宣言に謳われているように，医学の進歩には人間を対象とする研究が必要であるが，被験者の権利および利益に優先することがあってはならない．研究者が考える研究の重要性が，第三者からみると，さほど高くなかったり，より安全で優れた方法があったりする．研究計画書を作成すること，第三者である倫理審査委員会の審査を経ること，そこで妥当と認められた方法で本人からの同意取得や拒否できる機会の保障(オプトアウト)など，必要な手続きを経て行うことが必要である．

文献

1) World Medical Association：DECLARATION OF HELSINKI Ethical Principles for

Medical Research Involving Human Subjects. Fortaleza, 2013
2）日本医師会：ヘルシンキ宣言　人間を対象とする医学研究の倫理的原則（日本語訳）．
　　http://www.med.or.jp/wma/helsinki.html（2018 年 8 月 12 日アクセス）
3）文部科学省，厚生労働省：人を対象とする医学系研究に関する倫理指針．
　　https://www.mhlw.go.jp/file/06-Seisakujouhou-10600000-Daijinkanboukouseikaga
　　kuka/0000153339.pdf（2018 年 7 月 17 日アクセス）
4）神山圭介：臨床研究倫理ことはじめ—介入研究（2）：被験者数の設定と臨床試験登録．
　　総合リハ 42(6)：567-569，2014
5）神山圭介：臨床研究倫理ことはじめ—倫理審査委員会．総合リハ 42(10)：1001-1003，
　　2014
6）神山圭介：臨床研究倫理ことはじめ—インフォームド・コンセント．総合リハ 42(3)：
　　267-269，2014
7）神山圭介：臨床研究倫理ことはじめ—臨床研究と利益相反管理．総合リハ 42(11)：
　　1095-1097，2014

研究倫理のチェックリスト

- ☐ ヘルシンキ宣言に目を通したか
- ☐ 人を対象とする医学系研究に関する倫理指針を読んだか
- ☐ 研究計画書を作成したか
- ☐ 臨床試験の場合，登録をしたか
- ☐ 倫理審査委員会に申請し承認を得たか
- ☐ インフォームド・コンセントまたはオプトアウトに必要な手順を経たか
- ☐ 利益相反の報告はしたか

第 3 部

研究の実施・論文執筆・発表

第 13 章

データ収集

　第2部まで述べてきた準備段階を経て，いよいよ手を動かすデータ収集と分析である．データ収集や分析の仕方は，テーマや対象，用いるデザインや分析方法によって，大きく異なる面がある．本書のような入門書では，それらまでカバーすることはできない．個別性の高い方法論については他の本に譲ることにして，多くの場合に共通する側面に限って述べる．

　原著論文の「結果」にあたる部分を書く前に，予備的な調査・実験・分析，データ収集，分析，主な所見のまとめなどの段階がある．

重要な予備的調査・実験・分析

　研究の質を高めるための考え方は，量的と質的研究方法とで異なるようにみえて，共通点も多い．予備的な調査・実験・分析の重要性が，その代表である．

　大型の公的研究費を得て行う本格的な研究であれば，予備的調査・実験・分析を済ませ，それに基づいて研究デザインや実現可能性(feasibility)を検討し，必要なサンプルサイズや，具体的な測定方法などまで計画書に書かれている．しかし，研究の初心者や大学院生の多くは，ほとんど未経験で見当もつかないなかで計画書を書いている．指導(的立場にある)者は，自らの経験から，計画書に不足していることや見当違いを指摘し，後輩の無駄な努力や手間を減らしたいと思っている．

しかし，研究とは，未知のことを明らかにしようとする挑戦だから，指導者といえども未経験・未知のことが多い．

　となると研究の質を高めるために不可避なのは，予備的な調査・実験・分析，あるいは試行である．例えば，質問票(紙)やインタビューによるデータ収集の場合，使う言葉が対象者には意味不明であったり，いろいろな意味にとれて答えに困る質問であったりすることは多くある．数人でもよいので，質問紙やインタビューに答えてもらい，質問のわかりやすさや答えやすさについて，対面で意見を聞かせてもらう．自分の家族や友人に協力してもらうと，患者なら遠慮していえない批判的なコメントを返してくれる．「こんなこと聞いて，何の意味があるの？」などと言われ，ドキッとしたり，説明文を追加する必要性がわかったりする．数十例のデータを収集し，既存データを分析してみると，欠損値が多く期待した測定データが得られなかったり，想定していたよりも該当者が少ないことがわかったりする．その結果，測定方法や用いる尺度や項目を見直したり，想定する対象者数を増やしたり，検証仮説の見直しまで迫られることもある．

データ収集

　信頼性と妥当性を高めるデータ収集のプロセスを説明しよう．

◆ 信頼性と妥当性とは

　信頼性は，評価者や評価時点が変わっても，同じような結果が再現性を持って得られる度合いで，妥当性とは，意図したものを測ったり調べたりできているかどうかの度合いである(コラム 5，p.21)．

　これらは評価に用いる尺度レベルだけでなく，データ収集や分析などの研究プロセス全体で問われる．言い換えれば，信頼性は他の人や

表13-1　データ収集の手順

1．プロトコール（手順書）案を作成する
2．経験のある人にみてもらい必要な補足修正を行う
3．個人識別コードの付与
4．プロトコールに沿ってデータ収集する
5．必要ならプロトコールの修正，状況や理由の記述
6．対象の除外理由別の人数などの把握
7．変数の操作的定義を決めて記述する
8．検証仮説に関係なさそうな情報も記録しておく

後日になっても追試可能であることであり，妥当性は「恣意的だ」「後知恵だ」という批判にさらされず，（査）読者や聴衆の納得が得られる方法が求められることだ．そのために**表13-1**のような手順を踏む．

◆ プロトコールの作成と遵守

　信頼性と妥当性を高める基本は，研究計画を立て，プロトコール（手順書）を作成し遵守することである．治験などの大規模研究であれば，プロトコールはチームで多面的に検討しながら作成されている．個人あるいは数人で行うような小規模な研究の場合，細部については実施・分析段階になって，やりながら必要に迫られ決めることも多い．その場合にも，恣意性を避けるためには，事前に決めた主要な検証仮説やアウトカムについては変更しないこと，決めたルールを記録に残し一貫させることが原則である．

◆ 初心者がやるべきこと

　研究の初心者の場合，データ収集や分析を始めた段階では，仮説などが固まっていない「とりあえず」の研究計画にとどまっている．進めるなかで研究目的まで変わってしまうことすらある．いうなら予備的な段階の研究である．予備的検討段階でやるべきことは，経験のある人・指導者にプロトコールをみてもらい必要な補足修正を行うことである．

◆ 個人識別できるようにする

　対象者については，個人識別ができるようにする．無記名の場合で
も，調査票に番号を振っておく．再び調査票（1 次）データに戻って分
析に使うデータを再収集したり，確認したり，カテゴリーの作り直し
をしたりすることが，初心者ほど多い．カルテ番号や氏名との突合表
を別に作って管理するなど個人情報を保護しながら，分析データにも
匿名化した個人識別コードを振っておく．個人識別コードは，将来（予
測妥当性の検証などに必要な）縦断追跡研究へと発展させるために対
象者の同意とともに不可欠なものである．

◆ プロトコールに沿ったデータ収集と修正

　プロトコールに沿ってデータを収集する．調査票やインタビューで
は，質問の順番や聞き手の反応の仕方が違うだけで，答えが変わって
しまうことがある．よほど探索的な段階のものでなければ，インタ
ビュー・ガイド（一種のプロトコール）に沿ってデータ収集を行う．
　実際にデータ収集を進めると，当初想定していた手順ではうまくい
かないとわかることがある．そのときには，プロトコールの修正を行
うしかない．そのときに追試可能性（信頼性）を高め，妥当性を（事後的
にだが）検証するために大切なのは，その状況や理由も記録に残すこ
と，プロトコール修正前後の事例も含め，方法を一貫させることであ
る．

◆ バイアスを減らす

　バイアスがあると誤った結果を導いてしまう．バイアスを減らすた
めに，研究デザイン段階でないとできないこととデータをとる段階で
すべきことがある．

1. 選択バイアス

　選択バイアスとは「分析対象に選ばれたものと，選ばれなかったものとの間に，特性の差があることによって生じる系統的な誤差」のことである（表2-1，p.19）．一方で優れた臨床家とは，総合的な評価によって，より効果の大きい対象を選び出し，より効果的な介入を選択できる人である．だから臨床現場のデータには，何らかの選択バイアスが入っていることが多い．

　カルテからデータを拾う場合，入院時に超重症あるいは軽症であった場合など，例えばリハビリテーション適応が乏しく，機能的自立度評価法（Functional Independence Measure：FIM）などを用いた評価結果が記録されていないことは多い．記録のある患者データのみ拾い出すと，超重症や軽症患者が分析対象から系統的に外れてしまう．

　どのような患者を対象にするのか（対象選択基準），あるいは対象から除外するのか（除外基準）を決め，該当する人を漏れなく（もとになる名簿から欠落している対象がいないか）把握する．例えば，転院した人や死亡症例を分母に含めるか否かで，割合は大きく異なる．詳しい分析対象から除外する場合にも，転院や死亡した症例数，主要な変数の欠損数など，理由別の人数を把握することは，バイアスの大きさを知るためにも必要である．図13-1のようなフローチャートを作成するとわかりやすくなる．

2. 測定バイアス

　測定バイアスとは「対象者を不正確に測定または分類することによる系統誤差」である（表2-1，p.19）．特にカルテや自由記述から，カテゴリー尺度（コラム22，p.97）を作る場合，自分の仮説に都合がいいように分類してしまうことがある．

　例えば「合併症」といっても，患者の訴えがあるものなのか，検査でわかったものも含むのか，治療を要したものだけなのか，いろいろありうる．「悪化」といっても，麻痺，日常生活動作，合併症，主観的評価など数ある側面（変数）のなかから，どの変数における，どの程度以

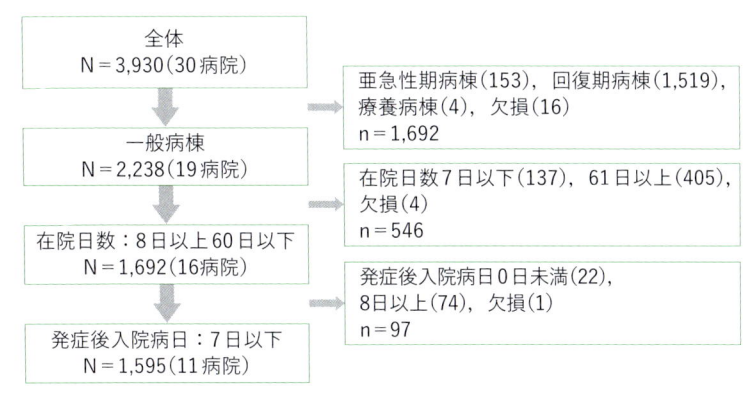

図 13-1　データの選択プロセスとフローチャートの一例

上の変化を「悪化」とするのか．たとえ概念的定義は同じでも，変数を
操作するときの定義（操作的定義）はいろいろありうる．量的データか
ら「○○あり群」や「高値群」を操作的に定義するとき，どの変数のどの
水準をもって「あり」とか「高い」とか判定（カットオフ値と）したのか，
変数 A と変数 B の条件を組み合わせたのか，などによってあり群の割
合は異なる．いくつかの異なる操作的定義を用いて分析すると異なる
結果が得られることもある．

　データ収集やデータベース作成時には，測定（1 次）データをそのま
ま残したほうがよい．量的データ，半定量的データ（「重度」「中等度」
「軽度」「なし」などの順序尺度），質的データ（「あり」「なし」などのカテ
ゴリデータ）の順に情報量は減っていく．質的データから（半）量的
データには変換できないが，逆はできる．重度，中等度以上，軽度以
上などいくつかの「あり群」を作ることができるからである．

　後述する信頼性（再現性）にも関わるが，仮に誰か他人に分類を依頼
しても，同じ結果が得られるよう，操作的な定義を定めて記述し，そ
の通りに分類する必要がある．SPSS，Stata など統計ソフトを使う場
合にも，データ処理のプログラム（syntax/do ファイル）を保存しておく．

◆ 検証仮説に関係なさそうな情報も記録

　初めの段階では考慮されていなかった要因が，後になって重要だと気づかれた例は多い（**コラム 24**）．新知見とは，今まで気づかれていなかった現象や法則などの発見だからである．

　例えば，低学歴や，うつまでを転倒リスク[2]として想定していた人は少なかっただろう．計画段階で想定していた仮説や交絡要因を超える範囲のデータも収集し記録しておくと，後になって新発見につながったり，仮説通りの知見が得られなかった原因に気づいたりして救われることがある．

文献
1) 橋本佳子：苦労続きの大学院，「最初の一歩」まで 1 年．シリーズ：私の医歴書—井村裕夫・京都大学名誉教授．Vol. 9.
https://www.m3.com/news/iryoishin/371570（2018 年 8 月 12 日アクセス）
2) 大西丈二，近藤尚己，近藤克則：健康の社会的決定要因—高齢者の転倒・骨折．日公衛誌 58(1)：47-53，2011

コラム 24　見落とされていた温度条件

　井村元京都大学総長が，院生時代に温度が重要な要因であることに 1 年後になって気づいたエピソードを語っている[1]．

　血中ステロイドの蛍光測定を始めたが，うまくいったり，いかなかったりして，その理由がわからなかった．試薬が悪いのでは，と変えたりしながら，1 年経った頃に気づいたのは温度条件であった．研究室には冷暖房がない時代で，冬は 10 度以下で反応が遅く，夏は 30 度を超えて反応が早く現れていた．アメリカの研究室にはエアコンが普及していたので室温は一定だが，当たり前のことだったので，論文には書かれていなかったという．

データ収集のためのチェックリスト

- ☐ 予備的調査・実験・分析はしたか
- ☐ 欠損値，該当者は想定の範囲内で対象者の見直しは不要か
- ☐ 測定方法や用いる尺度や項目などまで研究の実現可能性の目途はついたか
- ☐ プロトコールは作成したか
- ☐ 指導者・経験者にプロトコールをみてもらったか
- ☐ 対象者を個人識別できるようにしたか
- ☐ プロトコールに沿ってデータ収集したか，修正が必要になった理由も記録に残したか
- ☐ バイアスを減らすための対象選択基準，除外基準を決めたか
- ☐ 対象者選定のフローチャートを作成したか
- ☐ 変数の操作的定義は記述し遵守し，統計ソフトの処理プロセスは残したか
- ☐ 情報量が減らないよう測定(1 次)データを残したか
- ☐ 統計ソフトを使う場合，データ処理のプログラムを保存したか
- ☐ 検証仮説に関係ない情報も記録したか

第 14 章

データ分析

　量的・質的研究のどちらであっても，データ分析には基本的事項の単純な記述から，仮説の検証に至るまで，少なくとも 4 段階程度の深さがある（表 14-1）．表 14-2 に示した手順でデータ分析を進める．

表 14-1　データ・分析の深さ

	質的データ	量的データ
1 次データ	逐語録	生データ
2 次（分析）データ	どんな言葉が多いか（似た言葉のグループ別割合）	記述統計（平均・合計・分布など），カテゴリー化など
3 次（分析）データ	言葉の間にどんな関連やストーリー，小概念があるか	クロス集計[※]や散布図など 2〜3 変数間の関連の有無
4 次（分析）データ	ストーリーや小概念をつなぎ合わせた全体像を示す概念図	多変量解析などによる仮説検証結果

クロス集計：表 15-1（p.153）のように表頭と表側に異なる変数・項目をおいて掛けあわせて集計したもの

表 14-2　データ分析の手順

1．記述統計とデータクリーニング
2．2〜3 次（分析）データの作成
3．研究目的達成に向けた（4 次）分析
4．主な知見のまとめ

記述統計とデータクリーニング

　量的・質的研究のいずれにおいても，対象者の年齢や性別など基本属性をまとめた記述統計などの表が必要になる．基本属性であっても，欠損値は意外に多い．必要と判断したら，データ入力前の調査票や録音テープを確認し，少数例で可能なら回答者に照会する．

　質的(カテゴリー)データや順序尺度なら度数分布や属性ごとの割合，連続尺度なら最大値や最小値，平均値や中央値を記述する．どのようなデータであっても欠損値数や割合などを確認する．さらに性別・年齢別など基本属性や重要なグループ別に記述統計を比較するクロス集計を作成し，ありえない異常値や外れ値(コラム 25)をみつけ，データクリーニングを繰り返す．その結果，どのような傾向で，どのようなバイアスがありうるのか把握する．質的データなら，テキストから不要な部分を減らして，分析に使えるデータにしていく．

 # 2 次データ・分析

　データや分析には，表14-1 に例示したような深さがある．収集し入

 ## コラム 25　異常値や外れ値発生の原因

　サンプリング段階(本人の代わりに介護者の娘が代理回答し，性別・年齢も合わない)，調査票への回答段階(cm と m を間違え，身長が 170 m など)，入力ミス(単純な入力ミスで 0.2〜1%，コーディングの分類ミスが 7%という報告[1]もあり)，合計点などの変数作成過程(欠損値に 9999 と入力)など，いろいろな段階で異常値や外れ値は発生する．

力した生(1次)データを集計・分析することで，似た言葉をグルーピングした変数や，カテゴリー化された変数，集計した平均値や合計点など新たな(2次)データが生まれる．

　変数をカテゴリー化するときには，2つの考え方がある．1つは，先行研究や理論，制度上の意味を重視してカテゴリーやグループに分ける方法である．もう1つは，データに依拠するやり方で，度数分布や散布図をみて似たグループでまとめたり，値が小→大になるように並べ替えて2〜5等分(分位)などにグルーピングする方法である．統計ソフトを使えば簡単にやってくれる．操作間違いや勘違いが一定の割合で起きるので，新しい変数を作成する度に，意図した変数になっているか，クロス集計や最小〜最大値などで確認する．

 # 3次分析

　3次分析では2次(分析)データも使い，クロス集計表や2変数間の関連などを分析していく．

　量的なデータの場合，散布図を作る．外れ値や偏り，関連が線形か，正(**図14-1** のa)あるいは負(b)の相関関係かU字曲線(U字型)(c)かS字曲線(d)かなどが視覚的に(一目で)わかる．主要な変数間の関連を散布図で確認することを強く勧める．

　関心のあるすべての変数間の相関係数を表形式に並べた相関行列を作って相関係数を一覧できるようにする．相関係数には，正規分布を仮定するPearsonのr(アール)と仮定しないSpearmanのρ(ロー)とがある．外れ値や分布に偏りがあったりして(統計ソフトの正規性の検定で)正規分布とはいえないときには，PearsonのrでなくSpearmanのρを算出する．

　相関係数の大きな2変数については散布図を作って視覚的に確認すると，どのあたりの数値で，いくつのカテゴリーに分けると特徴を区

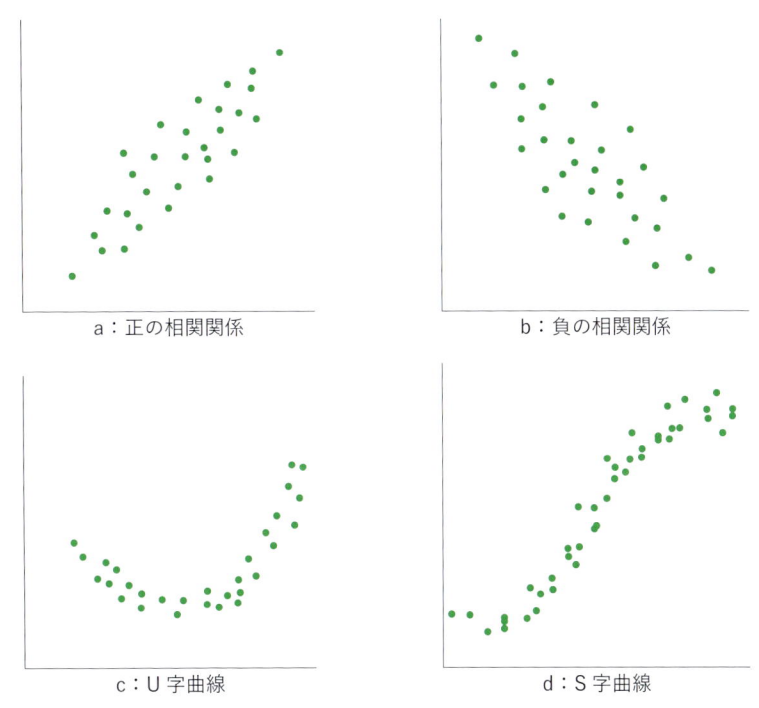

図 14-1　いろいろな関連

別しやすいかなど，次の分析戦略がみえてくる．その過程で，目的変数と説明変数と強い関連を示す変数を見出し，交絡要因か中間要因かなどを考え，4次分析のモデルの参考材料とする．

　調査報告書であれば，インタビューのなかでどのような言葉や内容が多かったとか，量的データの平均や分布，クロス集計など2〜3次（分析）データでよしとされる場合もある．しかし，学術論文では，研究の目的達成のため，より深い分析が求められる．

　しかし，2次や3次分析を省いて4次分析をすべきではない．異常値の見落とし，想定していた関連がない，想定外の交絡要因などに気づかずに分析をすると，思わぬ落とし穴にはまる．2→3→4次へと順に深めていくことが必要である．

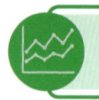 **研究目的達成に向けた（4次）分析**

　質的研究であれば，研究目的で掲げた理論仮説を生成したり，量的研究であれば仮説を検証したりするため，最適な分析手法を選択する．

◆ 質的研究

　質的研究では，現象の記述，類型化や発展段階などの時期区分，それらを分ける軸は何か，促進・阻害・関連要因は何か，それらがどのように絡み合って，どのようなプロセスが生じているのかなど，量的研究ではできない理論仮説生成や要因間の関連，生成プロセスの分析が行われる．

　手法には，表14-3 に示したものをはじめ，いろいろな手法がある．質的な研究を行うのであれば，それぞれの方法を解説した本を読むことが必要である．しかし，本を読んで1人で分析を行うだけでは信頼性（再現性）と妥当性が確保できない．研究会に参加したり，複数の人がそれぞれ分析を行った後で，意見が分かれた部分について合意する

表14-3　**主な質的研究方法**

研究方法	特徴など
事例研究	少数例の事例を深く掘り下げる
ナラティブ研究	本人の語りをもとに，ストーリーを描く
エスノグラフィー	フィールドワークし，ありのままを記述する民俗学的手法
内容分析	インタビューや新聞記事などの文章の内容などを分析
KJ法®・親和図法（川喜田二郎のKJが由来）	データをカードに記述しカードをグループごとにまとめて図解し論文などにまとめていく
グラウンデッド・セオリー	収集した文章データをコード化し，それら相互を関連づけ理論を生成する．手法の修正版もある

まで話し合ったりして信頼性と妥当性を高める.

　集めた具体的な素材のままでは一般化できない.　一般化するには,ある程度の抽象化が必要である.　しかし抽象度を高くしすぎると,当たり前の(研究しなくてもわかる)一般論になってしまう.　研究したからこそわかった独自の新規性のある知見や理論を,根拠となった具体例がわかる形でまとめる.

◆ 量的研究

　実験であれば単純な比較で済む場合もあるが,多くの場合交絡要因による層別解析や調整をした多変量解析などを必要とする.　医学系の論文で用いられる主な多変量解析の手法を表14-4に示した.　多変量解析を行うには,統計ソフトと指導してくれる人や研究会への参加が必要である.　1つの論文に載っている表は多くても5つ程度だが,その結果を得るために,変数処理の方法や組み合わせ方を変えて100回以上分析をしていることは珍しくない.

表14-4　主な多変量解析の手法

目的	分析手法	特徴など
要約	主成分分析	いくつかの主成分に情報を縮約する
	因子分析	測定された変数から直接観察されていない潜在因子を見出す
	クラスター分析	対象の中から互いに似た集団(クラスター)を作る
説明・予測する	重回帰分析	複数の量的・質的尺度の説明変数で量的尺度の目的変数を説明・予測する
	ロジスティック回帰分析	複数の量的・質的尺度の説明変数で質的尺度の目的変数を説明・予測する
生存時間を分析	生存分析(Cox比例ハザードモデルなど)	ロジスティック回帰分析が一定期間経過後の生死などの結果に着目するのに対し,死亡や発病などまでの生存時間も考慮して説明・予測する

主な所見のまとめ

　大量の分析結果のなかで溺れてしまう初心者は多い．1つの論文に，得られた結果のすべてを記述することはできない．また記述が多くなるほど何をいいたいのかわからなくなる．記述統計（1次分析）から4次分析に至るまで，分析ごとにそれぞれ重要だと思った所見・気づきを3〜5つ前後に絞って「何がわかったのか」「その意味するところは何か」についてまとめる．

　初心者は，統計学的に有意な関連（p値）かどうかに目を奪われがちである．なかには「有意差がありました」と喜んで報告に来たが，「仮説と（正と負の相関で）逆向きだけどネ」と筆者に指摘されて青ざめた大学院生は1人ではない．p値や統計学的に有意かどうか以前に，実数や係数の大きさと正・負の向きに注目して，所見や意味することをまとめることが大事である．

　大量のデータや分析結果に溺れそうになって，どこを目指して何をしようとしていたのかわからなくなったら，研究計画の目的で掲げた「明らかにしたいもの」に戻って確認する．

◆ ストーリーの見直し

　よく錬られた研究計画であれば，主要な所見は，計画の目的に明示された仮説の生成や検証結果のはずである．しかし初心者の研究計画や予備的な研究の場合，意外な発見をすることも珍しくない．それが妥当性の高いものであれば，意外な所見のほうが，新しく，面白いことが多い．

　それに気づくために有用なのは，表14-1 に示した1〜3次分析の段階で，1つひとつの集計・分析結果ごとに，「何がわかったのか」という主な所見と「だから何」という仮説的な考察としての一言コメントをつけておくことである．「後でまとめてやろう」と考えてはいけない．やるべきことは無数にあり，前段階の結果によって，次にやるべきこ

とは変わる．その都度まとめ，次にやるべきことの優先順位を考える．
メモした所見や気づきが先行研究で既にいわれていたことばかりなら
新規性がなくつまらない．しかし，なかには，面白い新知見（かもしれ
ないもの）がみつかることがある．それが交絡要因による見かけ上の
関連ではないのか，分析の条件を少し変えても一貫した結果が得られ
るのか，そのメカニズムは何かなどを裏づける分析を深める．

　それらの結果，意外な発見が妥当なものだと自信を持てた場合に
は，「背景と目的」から始まるストーリーを見直すことも検討する．

◆ やってみないとわからない面もある

　未知のことを解明するのが研究だから，はじめから最適な答えがわ
かるはずがない．論文には最終形しか示されておらず，試行錯誤のプ
ロセスはみえない．しかし，研究には試行錯誤が不可欠である．意義
がある結果が変数の操作的定義や多変量解析に用いる調整変数の組み
合わせなどを変えた感度分析（sensitivity analysis）を繰り返しても，一
貫した結果が得られ，幻ではないと確信を得るためのプロセスだから
である．計画やプロトコールに沿って進めるにしても，やってみない
とわからない面が研究にはある．

◆ 記録の重要性

　研究のプロセスを記録した研究ノートが必要である．どのような操
作的定義や変数の選択や組み合わせを試したら，どのような結果が得
られ，どのように考え，どれを選択したのか，プロトコールにどのよ
うな修正をなぜ加えたのか，などを記録する．それをみれば，他の人
がやっても追試でき同じ結果が得られ，妥当性を検証できるように記
述し，分析プログラム（syntax/do ファイル）なども残す．時間が経つ
と人は細かいことを忘れてしまう．「時間が経てば自分も赤の他人」だ
からである．

文献
1) 吉村治正，小久保温，渋谷泰秀，他：社会調査の入力ミスの発生率について．青森大学付属総合研究所紀要 15(1)：1-5，2014

データ分析のためのチェックリスト

- ☐ 基本属性や分布などを記述しながらデータクリーニングはしたか
- ☐ データ欠損率を確認し，ありうるバイアスを考えたか
- ☐ 2次データを作成し，そのなかでどれを用いるか検討したか
- ☐ 3次分析で目的変数と説明変数と強い関連を示す変数を見出したか
- ☐ それが交絡要因か中間要因かなどを考えたか
- ☐ 研究目的達成に向け最適な分析手法を検討したか
- ☐ 質的研究なら，一般論でない新規性のある知見や理論を引き出し具体例とともに記述したか
- ☐ 量的研究なら，感度分析を行ったか
- ☐ 分析ごとに主な所見をまとめたか
- ☐ ストーリーの見直しは必要か検討したか
- ☐ 研究のプロセスを記録した研究ノートを作成したか

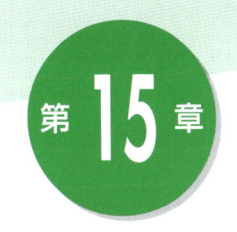

第 15 章

期待した結果が
得られないとき

　仮説に沿って分析したが，期待したような結果が得られないことは
よくある．がっかりしてしまう初心者は多いが，それほど研究は甘く
ない．期待された結果が出ないとき，研究のレベルを高めるチャンス
だと前向きに捉えられるようになったら，中級者以上である．

　期待される結果が得られなかった場合にも，仮説が誤っていた場合
と誤っていない場合がある．仮説が誤っていたと結論づける前に，少
なくとも下記のような可能性を考え，追加分析をする必要がある．

　大きく分けると，①仮説を巡る問題，②分析上の問題，③データの
問題がある．

仮説を巡る問題

　仮説が正しいのに，期待した結果が出ない場合，ある条件下でのみ
正しいのにその条件を見落としている場合がある．これにも，①対象
や状況を限定していない，②タイミングやフェーズ，時間的前後関係
がズレている，③交絡要因を見落としているなど，いくつかに類型化
できる．③については，分析上の問題でもあるので次項で述べること
にして，ここでは①と②について述べる．

◆ 対象や状況を限定していない

　例えば，若者の男性によく当てはまる仮説なのに，女性や高齢者層が多いデータで分析している．あるいは問題行動のある認知症の母親を1人で在宅介護をしている息子において当てはまる仮説を，手間のかからない要支援者や要介護者を施設入所させている娘を含むデータで分析している場合には，仮説を支持する結果が得られない．

◆ タイミング・フェーズ・時間的前後関係がズレている

　これにも，①タイミング，②フェーズ(相)，③時間的前後関係などがある．

1．タイミング

　「喉元過ぎれば熱さ忘れる」ということわざがある．熱いものを飲み込んでいる最中に「熱いですか？」と尋ねれば100%の人が熱いと答えるだろう．しかし，数か月後の冬になってから「熱かったですか？」と尋ねたら「何のことですか？」と聞き返されるだろう．データ収集のタイミングがズレていれば仮説は検証できない．

2．フェーズ

　フェーズ(相・段階・局面)が異なると仮説が通じなくなることはよくある．例えば，カエルの卵には尻尾はないが，オタマジャクシには尻尾があり足はない．成長してカエルになれば，足があるが尻尾はない．介護負担感や死別後のうつなどの研究でも，どのフェーズなのかによって結果は異なるだろう．フェーズを揃えて分析すれば支持される(オタマジャクシには尻尾がある)仮説も，フェーズを意識せず(卵もカエルも)混ぜたまま分析すれば支持されない．

3. 時間的前後関係

　例えば，原因Aが結果Bよりも先にある場合，結果Bは原因Aの発生後においてのみみられる．原因A発生よりも前の対象者においては，期待した結果Bとの関連はみられない．

　このように説明されれば「当たり前ではないか」と思うだろうが，指摘されるまで気づかない大学院生は少なくなかった．

◆ 問題への対応の仕方

　①対象や状況を限定していない，②タイミングやフェーズ，時間的前後関係がズレているといった問題への対策としてやるべきことは共通している．第1段階は，年齢・性別・重要な属性や類型・状況，フェーズ，時間的前後関係などによる理論仮説の適用限界(コラム26)を見落としていないか考えることである．第2段階は，仮説を適用できる対象や状況，フェーズなどとそれ以外に層別化して分析してみることである．層別化して期待した結果が得られた場合は，第3段階として，対象や状況を限定して結果を報告すべきか，それとも層別化して比較できる形で結果を示して適用限界を明らかにする研究として報告すべきか，どちらがより意義の大きなストーリーなのかを検討することである．

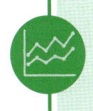

分析上の問題
―「見かけ上の関連」でないか

　期待した結果が得られなかった場合には，誰でも慎重に考える．しかし，仮説通りB群よりもA群で，あり群が多いという結果(図15-1)が得られた場合も，それだけで喜んではいけない．それは単なる「見かけ上の関連」かもしれないからである．

理論仮説の適用限界とメタ認知

　人は，その時，その状況を生きている．だから，苦しみやつらさに耐え
ている人たちは，それが永遠に続くと感じる一方で，ある状況で成功した
人のなかには，どんな状況でも自分のやり方であればうまくいくと思いが
ちである．専門職や社会人院生が，自分の経験から導いた仮説を，その人
が働いていた状況を超えて普遍的なものであるという錯覚をしているこ
とがよくある．例えば，急性期か回復期か，在宅か，などの状況によって
最適な医療技術が異なるように，どのような理論仮説や技術にも適用限界
があるので，それを自覚することが大切である．

　年単位で振り返ってみると，時間の経過に伴い，院生や研究者の悩み
は，テーマの設定から論文の書き方へと変わっていく．喜びも，よい着想
をしたことから分析での発見，論文出版後の反響まで，時期やフェーズに
よって変わる．同じ一言でも，自分より若い人に言われたのか，年上の人
から言われたのかで同じ自分なのに受け止め方は異なる．

　仮説の問題で挙げた，①対象や状況の限定，②タイミングやフェーズ，
時間的前後関係がズレている，③交絡の見落としがよくみられるのは，人
が，その時，その状況を懸命に生きていて，他の可能性に思いが至らない
からである．（研究や人生）経験を重ねていくと，自分とは異なる状況や時
を生きている人，重要な関係性を意識するようになり，大局観を持って，
自分や状況を客観視（メタ認知）できるようになる（はずである）．

　着目すべき所見を得たら，①要因相互の密接な関連（交絡）やバイア
ス（偏り）を見落としていないか，②分析手法やデータ処理の仕方に誤
りがないか，③誤差や偶然などによる「見かけ上の関連」でないことを
検討する必要がある．

◆ 交絡要因を見落としている

　仮説が正しいのに有意な相関が出ない場合，経験上一番多いのは，
重要な交絡要因を見逃したり，データがとれていなかったり，変数が
なかったりで，必要な層別化や調整などがなされていない場合であ

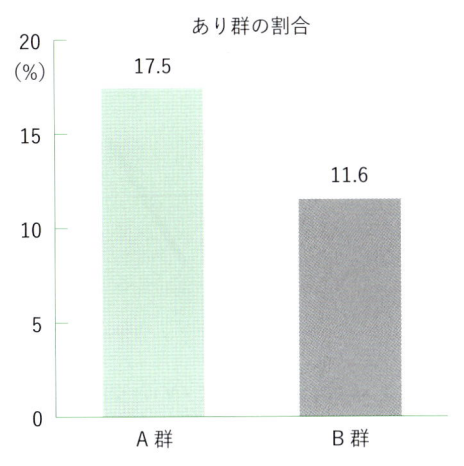

あり群の割合

図15-1　見かけ上の関連の一例

る．逆に，仮説通りでも強すぎる相関は，交絡要因の影響も受けているために見かけ上で強い相関を示していることがある．大喜びする前に交絡要因を見逃していないか検証する必要がある．

　交絡要因とは，着目している目的変数 Y と主要な説明変数 X 以外の第 3 の変数 Z で，変数 X と Y の両方と相関があるために，X と Y の間に見かけ上の(無)相関をもたらす要因のことである(図15-2)．

　交絡要因を見落とさないためにすべきことは 2 つある．1 つは先行研究レビューで，既に報告されているもののうち，着目する変数 X と Y に交絡するため層別化や調整されている要因を把握しておくこと．もう 1 つは第 14 章で述べた 1 次(基本属性の記述)から 3 次分析(クロス集計や 2 変数間の相関分析など)を進めながら，X と Y の大きな分布の偏りや，それらと強い相関を示す変数を探索し把握しておくことである．

1.　交絡要因への対処の仕方

　質的な研究の場合にも，得られた所見が，ヒアリングした相手が女性だからなのか，高齢者だからなのか，1 人暮らしだからなのか，い

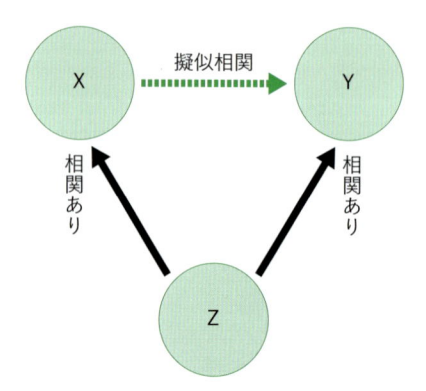

図 15-2　**着目する要因（X・Y）と交絡要因（Z）**

ろいろな交絡しうる要因の影響を分離できるような記述や分析が望まれる.

　量的研究の場合, 対処の仕方には大きく 2 つある. 1 つは, その要因Z（例えば年齢）で（前期高齢者と後期高齢者, あるいは 5 歳ごとなどの）いくつかの層に分けた層別分析（コラム 27）をすることである. クロス集計をしてみると, 何らかの分布に偏り（バイアス）がある. それ

コラム 27　バイアスによる「見かけ上の関連」の一例

　相互に密接に関連（交絡）した要因の分布にバイアス（偏り）があるのに, それを見落とすと判断を誤ることがある. **図 15-1** は, **表 15-1** の合計欄（緑色太線枠）をグラフ化したもので, 2 群間に明らかな差があり, A 群で「あり群」が多い. 次に**表 15-1** の点線で囲んだ部分, 男女別でも, 年齢（若年と高齢）層別の高齢層でも A 群で「あり群」が多い. ところが性別×年齢群別の 4 群に分けた黒色太線で囲った部分を見て欲しい. 層別に分析してみると 5 か所すべてで, あり群は A 群と B 群でまったく同じである. つまり, A 群にあり群が多いという関連は見かけ上の関連にすぎない.

　この場合, 性別や年齢のことを交絡要因という. このような交絡要因の分布の偏りや, 選択・情報バイアスなどによる「見かけ上の関連」を見落として誤った解釈をしないように気をつけなければならない.

表 15-1　バイアスによる「見かけ上の関連」の一例

		男性			女性			合計		
		あり群 (人)	小計 (人)	%	あり群 (人)	小計 (人)	%	あり群 (人)	小計 (人)	%
若年層	A 群	10	100	10.0%	12	120	10.0%	22	220	10.0%
	B 群	10	100	10.0%	8	80	10.0%	18	180	10.0%
	小計	20	200	10.0%	20	200	10.0%	40	400	10.0%
高齢層	A 群	7	28	25.0%	30	90	33.3%	37	118	31.4%
	B 群	3	12	25.0%	2	6	33.3%	5	18	27.8%
	小計	10	40	25.0%	32	96	33.3%	42	136	30.9%
合計	A 群	17	128	13.3%	42	210	20.0%	59	338	17.5%
	B 群	13	112	11.6%	10	86	11.6%	23	198	11.6%
	小計	30	240	12.5%	52	296	17.6%	82	536	15.3%

による「見かけ上の関連」は珍しくない(**表 15-1**)．層別分析では，それぞれの層のなかでは(例えば年齢が)似たような人に限定されているので，その影響を差し引いたうえで，X と Y の関連をみることができる．この方法の長所は，分析方法が単純で，直感的にわかりやすいことだが，欠点もある．層に分けてしまうと各層内のサンプル数が少なくなってしまうことである．例えば，(中央値などで)2 つの年齢階層別・性別の 2×2 の層別解析をすると，サンプル数は 1/4 に減ってしまう．そのため大規模データが必要となる．

　もう 1 つの方法は，多変量解析を用いて，年齢の変数を同時投入して調整する(影響を差し引く)ことである．「年齢調整済み」などと付記されている結果は，多変量解析をするときに年齢を調整変数として同時投入し，年齢の影響(交絡)を差し引いた結果のことである．しかし，多変量解析で調整後に残った(みられた)関連でも，分布に極端な偏りがある場合や多重共線性(**コラム 28**)を見落としているなど調整のしかたが不適切な場合など層別解析では関連がみられない見かけ上の関連のことがあるので注意する．必要に応じてより高度な統計手法を学んで用いる(**コラム 29**)．

多重共線性（multicollinearity）

　多変量を用いた回帰分析において，いくつかの説明変数間に強い相関がみられる場合に生じる現象である．そのために係数の分散が大きくなって，エラー表示が出て結果が得られなかったり，得られても信頼性が低くなったりする．多重共線性を避けるために，相関係数が0.5を超えるような変数の組み合わせがないか，分散拡大係数（Variance Inflation Factor：VIF）が10を超えていないかなどをチェックする．

高度な統計解析手法―傾向スコア・多重代入法

　サンプル数に応じて多変量解析のモデルに同時投入できる変数の数には統計学上の制約がある．多数の変数から作成した傾向スコア（propensity score）を用いることで，より多くの要因を調整できる．欠損値が多いデータを用いる場合には，多重代入法（multiple imputation）が用いられることが増えてきており，対応する統計ソフトの普及に伴い，今後はさらに用いられるようになっていくと思われる．

◆ 分析手法・データ処理の問題

　連続尺度の変数をカテゴリー変数にまとめる母集団の（分布を仮定しない）ノンパラメトリックな統計解析手法を用いると，情報量が減ってしまう．連続変数の場合，そのまま用いたほうが，データが持つ情報量が失われない．連続変数のまま母集団の（分布を仮定する）パラメトリックな分析手法を用いることで，有意な結果が得られることがある．ただし，母集団の分布のしかたによって常に連続尺度として扱ったほうがよいわけではないので注意が必要である．

　年齢を1歳ずつの連続量の変数として入れると，40歳でも80歳でも1年間の死亡率の増え方（傾き）は変わらず一定（線形）とみなしたときの1歳あたりの変化（傾きの大きさ）を意味する係数が算出される

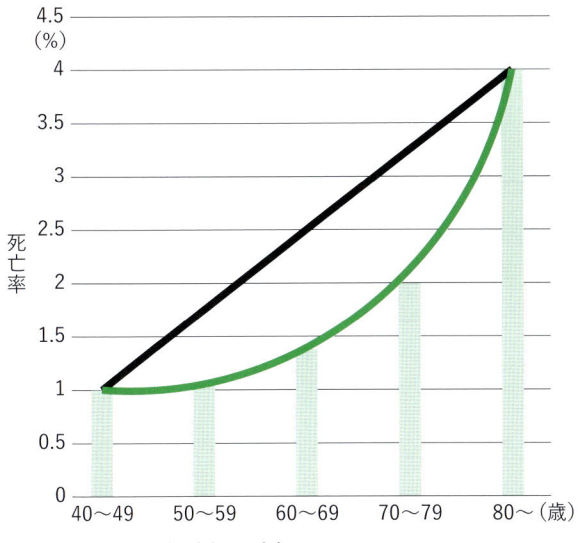

図 15-3　**非線形関係の一例**

(図 15-3 の黒線)．現実には，40〜50 歳台ではさほどでないが年齢が高くなるほどリスクが大きく増える，下に凸の曲線関係(J 字型)を示すものは多い(図 15-3 の緑線)．この場合には，5〜10 歳ごとなどのカテゴリー変数として投入したほうが予測モデルによる説明力が高くなる．乳児期や後期高齢者でのみ多くみられる現象の場合には，年齢層を適切にカテゴリー化した場合のみ仮説を支持する関連がみられることがある．

　外れ値があったり正規分布をしていない場合，パラメトリックな手法(t 検定や Pearson 積率相関係数や重回帰分析)を用いると，外れ値や分布の形の影響を受けて，本来ある関連がみえなくなったり，逆にない関係があるようにみえたりすることがある．外れ値がある場合には，カテゴリー変数にまとめ直したり，数値でなく順位に着目して，正規分布を仮定しないノンパラメトリックな統計解析手法(χ^2検定，Spearman 順位相関係数，ロジスティック回帰分析)を用いると仮説を支持する結果が得られることがある．

◆ 誤差・偶然

  「誤差」や「偶然」による「見かけ上の関連」もありうる．例えば，1,024人でジャンケンのトーナメント戦をすれば，優勝者は10連勝した人である．だからといって「優勝者はジャンケンに強い人」とはいえないだろう．たまたま・偶然である．

  質的な研究の場合にも，たまたま得られた所見ではないことを示す必要がある．多くの事例において繰り返しみられるか，その所見が得られる理由を示せるか，など後述する基準(**表16-1**，p.165)が参考になる．

  統計学的な検定手法を用いると，そのような現象がどれくらいの確率で起きるのかを，確からしさ(probability)の度合い(p値)で表せる．「5%水準で有意」「p<0.05」などと表現する．これは5%(20回のうち1回)未満の確率でしか起きないような珍しい現象であり，偶然や誤差とは考えにくいので「統計学的には有意」とみなす．言い換えれば，20回データを分析すれば，本当は関連がないのに誤差や偶然で，たまたま1回は「統計学的に有意」な関連がみられてしまう．だから5%は「判断を誤る危険率」でもある．

  p値は「統計学的(確率的)」に，まれな現象か否かを検討しているだけで，真実であることは保証していない．分析サンプル数が増えれば，統計学的には有意になりやすくなる．1万人を対象に調べてやっとわかる程度の小さな差に，臨床上の(実感できる)意味はほとんどない(**コラム30**)．

  量的研究で，まれにしかみられない現象(例えば自殺：1万人あたり1〜2人)や測定誤差が大きい場合，1年あたりの数値(市町村別自殺率)や1回の測定値を用いるとバラツキの大きさのために法則がみえにくくなる．複数年・回のデータの平均値を用いると誤差が打ち消し合って，真の値により近い数字が得られるようになる．

データの問題

　仮説は誤っていないのに，データの問題のために期待した結果が得られない場合もある．①サンプル数が足りない場合と②データの質が悪い場合である．

◆ サンプル数不足

　統計学的な検討をするとき，サンプル数が多いほど有意な結果が得られやすくなり，サンプル数が少なければ有意でなくなる．対象者を限定や層別化して分析すると，サンプル数が少なくなるので，そのために有意でなくなることは珍しくない．測定誤差が大きいほど，より多くのデータ数が必要となる．

◆ データの質が悪い

　サンプル数は十分でも，そのデータが現実を正確に捉えていないとき，そのデータを使って分析しても，正しい結果は得られない．サン

コラム 30　p 値よりも実数を知りたい

　統計学的検定を使えるようになった初心者が，統計学的に有意な差や相関があったとだけ書いているのをみかける．なかには，それが A 群と B 群のどちらが大きい差なのか，正と負のどちらの相関なのかすら書いていない者もいる．「有意に多かった」といっても，その差が 3％なのか 33％なのか，同じ 33％でも 3 人中 1 人なのか，1,000 人中の 333 人なのかで臨床的な意味や確からしさはまったく異なる．だから統計学的に有意かどうかよりも，観察で得られた実数や割合，係数の大きさ（95％信頼区間）をまず知りたい．この意味で，p 値はおまけである．

プリングや欠損値による系統的な偏り(バイアス),妥当性や信頼性の低い尺度を使ったなど測定時の問題,そして偶然誤差などいろいろな要因がデータの質低下の原因となる(表2-1,p.19).

◆ データの問題への対策

分析段階でできる対策として,データ量が足りないときには,層別解析でなく多変量解析を行う.多変量解析にして,調整変数として年齢・性別を投入することで,サンプル数を減らさずに分析ができ,仮説を支持する結果が得られることがある.

データの質については,再測定をするなど質の高いデータの入手が原則である.外れ値への対処としては,基準を設けて,外れ値を除く場合がある.3標準偏差(Standard Deviation:SD)以上など誰がやっても同じ結果が得られる基準を用いて除外しなければ,都合の悪いデータを意図的に外した(恣意的)などと批判される.データ欠損については,「欠損値(・その他)」カテゴリーを作れば,得られたデータを捨てずに活かすことができる.

分析段階では,「統計学的に有意」にこだわらず,統計解析で得られた係数の点推定値が正か負か,それが仮説に沿っているかどうかも参考にする.しかし,分析後にできることには限度がある.分析後にこの問題に悩まないためには,研究デザインの段階で,予想されるバイアスを避ける方法を検討し,必要サンプル数を計算して,必要十分なサンプル数を確保すべきである.また研究計画段階で,データの量と質を確保できるサンプリング方法を考え,信頼性と妥当性の高い測定方法を採用する必要がある.やはり研究デザイン・計画が大切である.

まとめ

　期待した結果が得られない場合の原因を，仮説，分析，データの問題に分けて，対策も説明してきた．これらをチェックリストとしてまとめた．これらは逆に，仮説通りの「大発見」をした場合にも，気をつけるべき視点でもある．強すぎる相関は，原因による「影響」の強さの反映だけでなく，「逆の因果」の影響も含んでいたり，年齢などの強い交絡要因の影響を受けていたりすることが多い．「仮説が支持された」と大喜びする前に，交絡要因や分析の仕方，偶然や誤差，データの量や質の問題のために，たまたま，見かけ上の関連を描き出しただけではないか検証する必要がある．同じ法則が貫かれているはずの対象集団を層別化したり，別の地域や施設，年度などで集めて再現性を検証したときに，期待したような関連がみられない場合は，交絡やたまたまであった可能性が高くなる．一時期大きな注目を集めたにもかかわらず，その後の続報がなく盛り上がらない知見がときどきある．そのなかには追試で再現性が得られないために続報がないものが含まれている．常識を塗り替えるような「大発見」をしたときほど慎重に，（再）検証を重ねる必要がある．

期待した結果が得られない（or「大発見」した）ときのチェックリスト

- ☐ 年齢・性別・重要な属性や類型・状況，フェーズ，時間的前後関係などによる理論仮説の適用限界を見落としていないか
- ☐ 層別分析しても結果は同じか
- ☐ 交絡要因を見落としていないか
- ☐ 外れ値はないか
- ☐ 分析手法（パラメトリック／ノンパラメトリック）を変えても結果は一貫しているか
- ☐ 線形関係か非線形（J 字型や U 字型）関係か
- ☐ 偶然ではないか
- ☐ 誤差は考慮したか
- ☐ 統計学的検定はしたか
- ☐ 多変量解析を試みたか

第 16 章

結果の記述

　多面的な検討を経て，見かけ上の関連ではなさそうとなったら，いよいよ執筆である．ここまでに多くの分析をしているので，そのすべてを記述すると膨大になり，かえってわかりにくくなる．「主な結果」を選んで示すことが重要である．

主な結果の示し方

◆ 枝葉末節は削る

　研究の初心者や分析に苦労した者ほど，その全過程を記録したい思いに駆られる．しかし，枝葉末節まで書くと，かえって幹にあたる主要な部分が何かわからなくなる．論文には，リサーチ・クエスチョンの答えを導くという目的がある．この目的達成に必要で大事な部分を，そのことがわかりやすい角度を工夫して描き，目的と関連の小さい部分は削る（コラム 31）．

◆ 部分の前に，全体像を示す

　まず全体像や話の流れを示し，その後に部分について説明すると，わかりやすくなる．いきなり各論に入り，次に……また……そして……などという文章だと，全体でいくつのことを述べているのか，

いつまで続くのか読者にはわかりにくい．最初に「主要な所見は3つある」と全体像を示して，第1に……第2に……第3に……と書いてあると，今どこの話をしているのかが把握しやすい．このように書くときに自分でも全体像や流れを意識して考えることになる．

コラム 31　栗ようかん・串だんご・ネコのお尻

修了間際の大学院生たちに，一番印象に残った指導内容を尋ねたとき，この3つのたとえ話をあげた者が多かった．

修士論文を「栗ようかん」にたとえると，大事なのは栗である．栗がたくさん入った一切れがうれしい．だから栗にあたる（おいしい，ウリとなる）ところを選び，それがよくみえる論文にする．取捨選択せずに書くと，栗がみえず，普通の「ようかん」になってしまう．

「串だんご」は，角度によって見える姿やメッセージがまったく違ってくる．3つの要因（だんご）があったとき，重なり（共通点）が大きいと伝えたければ，Aのように串の角度から描く．3つに重なりがなく，違いが大きいといいたいのなら，Bのように横から描いてみせる．同じ事実（串だんご）でも，みせる角度で姿はまったく変わる．何を伝えたいかで，どの角度からみせるかを工夫し選び取る．

当初「ネコの目」をテーマ（目的）に，写真（データ）を取ろうとしたが，ネコは気まぐれだからお尻の写真しか集まらないときもある．そんなときも失敗したとは限らない．「ネコのお尻」という写真集にならないかなど，諦めないで考える．ペニシリンの大発見もカビの混入という失敗から生まれた．

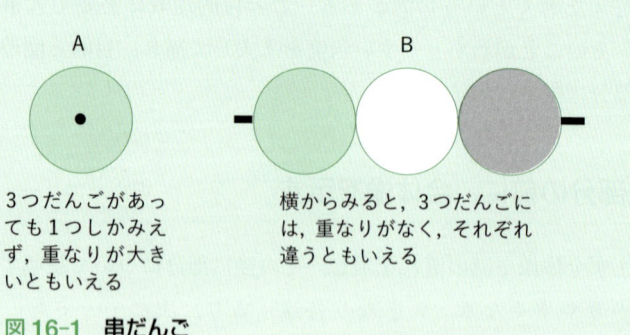

A
3つだんごがあっても1つしかみえず，重なりが大きいともいえる

B
横からみると，3つだんごには，重なりがなく，それぞれ違うともいえる

図16-1　串だんご

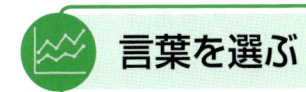

言葉を選ぶ

　日常会話ではあまり意識・区別されずに使われているが，厳密には意味が異なる言葉は多い．読者が「どちらなんだろう」などと注意をしながら読み進めなければならない表現が使われているのは「わかりにくい」文章である．

◆ 多義的な表現

　多義的な（いろいろに解釈できる）言葉でなく，一意な（1 つの意味にしかとれない）表現を選んで書く．例えば，「地域」は多義的である．地域にも「町内会」から「小学校区」「市町村」「都道府県」までいろいろなレベルがある．「多く（の事例）」では，10 例程度なのか，1,000 例なのか，10 万例なのかがわからない．学術論文では，数ある言葉のなかから最もふさわしいものを選んだり定義して，一意になるように書く．

◆ 状態か変化か

　「多い」「少ない」は状態であるのに対し「増えた」「減った」は変化である．状態と変化を表す言葉を書き分けて欲しい．横断分析では時間的な変化がわからないので，負の相関関係は「要因 A が多いほど，要因 B は少ない」と表記すべきである．それを「要因 A が増えるほど，要因 B が減る」と記述して，縦断研究であるかのような（誤解を与える）記述の仕方をする者は多い．

◆ 関連・相関，影響・原因の区別を

　関連にもいろいろある（図 14-1, p.141）．要因 A と B の間に「正の相関（A が増えると B も増える）」もあれば「負の相関」もある．あるところ

までは減るがその後は増えるという関連もあるが，これは相関とはいわない．正や負の相関は，多様な関連のなかのごく一部にすぎない．

　また相関がみられても影響があるとは限らない．調べれば，1日あたりのアイスクリームの売上高と海水浴場の事故件数とは，おそらく相関する．どちらも暑い日に多いからである．しかし2つの要因間に相関がみられてもアイスクリームの影響で事故は増えない．高気温という第3の要因（交絡要因）が両者に影響して2要因間に相関がみられうる．また気温が上がれば海水浴に行く人が増えるので事故件数に影響するが，気温が事故の原因とまでいったら違和感があるだろう．

◆ 逆の因果関係の除外を

　要因Aと要因Bとの間に関連がみられたとき，「A（例えば転倒不安）が原因でB（例えば閉じこもり）という結果をもたらした」と考えるのは軽率である．BがAをもたらすという「逆の因果関係」も考慮しなければならない（閉じこもりが廃用性筋萎縮による筋力低下とバランス障害などを招きそれが転倒不安をもたらすことがある）．当たり前のように思えるが，初心者は，自分の仮説に囚われて，よく見落とす．特に自分の経験から一種の信念やこだわりを持っている社会人は「答え先にありき」の解釈をしがちである．逆の因果関係の影響を取り除くことは，一時点データの横断分析ではできない．縦断研究で，AとBのどちらが時間的に先行しているのか確認する必要がある．

◆ 因果推論は慎重に

　一方，時間的な前後関係が縦断研究で確認されても，それだけではまだ因果関係とはいえない．運動をしていた人を対象に，数年後の継続状況とうつ発症を調べたとする．運動中止群でうつが多くても，運動中止が原因でその結果としてうつが発症したと断定はできない．途中でうつを発症した人が，運動を中止したという逆の因果が残ってい

表 16-1　因果関係に関する Bradford Hill の基準

関連の強さ (strength of the association)	関連が強いほうが，因果を示唆する
一貫性 (consistency)	異なる人や場所，環境，時において関連が繰り返し観察されると因果を示唆する
特異性 (specificity)	特定のアウトカムやグループ・人口集団において特異的にみられると因果を示唆する
時間的関係 (temporality)	原因は，結果よりも，時間的に先行していなければならない
生物学的用量反応勾配 (biological gradient)	原因と思われるものが増えるにつれてアウトカムが増える関係は因果を示唆する
もっともらしさ (plausibility)	生物学的な機序などによって，もっともらしさが説明できると因果を示唆する
整合性 (coherence)	因果であれば，今までに得られている知識と根本的に矛盾すべきでない
実験 (experiment)	無作為化された実験に基づく根拠があれば因果を示唆する
類似性 (analogy)	類似する因果関係が確立していること

(Höfler M：The Bradford Hill considerations on causality：a counterfactual perspective. Emerg Themes Epidemiol 2：11, 2005 を参考に筆者作成)

るからである．

　因果関係に関する Bradford Hill(1897-1991)の 9 基準(表16-1)を示す[1]．因果関係であれば，必ずこれらすべてを満たすわけではないが，多くを満たすほど，より因果関係を示唆する．

◆ 効果・変化

　自分たちのやってきた臨床実践の効果を実証したいと研究に足を踏み入れる人は多い．しかし，効果というためには，事後評価で状態がよいだけでなく，介入前と比べて数値がよいという変化を捉える必要がある．さらにたまたまよくなる時期だったために，何をしなくても，よくなっていたかもしれない．また，よくなった人だけが残り，よく

ならなかった人は脱落しているかもしれないので，効果というためには，比較対照群が必要である．それがない場合に示せるのは，効果でなく，前後の変化にとどまる．

　このように考えると，初心者や実践家が自分で集めたデータで検証できるのは，ほとんどの場合は「因果」でも「影響」でもなく，よくて「相関」，多くの場合は「関連」にとどまる．同様に「効果」の検証は難しく，多くは「変化」である．記述にあたっては言いすぎないよう，ふさわしい言葉を選ぶ必要がある（コラム 32）．

 # 図表の活用

　図表は，文章だけでは伝えにくい重要なことを読者に伝えるためにある．何を伝えたいのか考えて図表の種類を選択し編集する．何を伝えたいのかわからない図表はいらない．

　図表だけでも略号や方法，意味がわかるよう脚注などで説明する．

 ### 研究者の説明がわかりにくい理由

　専門的なことを易しく説明するのが難しいこともあるが，それだけではない．目指しているのは因果の解明や効果の検証だが，1 つの研究で示せるのは関連や前後変化にとどまることが多い．交絡が予想されるのに，そのデータが入手できないことも多く，未知の交絡要因もありうる．研究者は分析を進めていくなかで，見落としていた交絡要因や逆の因果関係に後から気づいて，冷や汗をかいたり，がっかりしたり，失敗した経験を 1 度や 2 度はしている．だから発表の前提として「今回の分析に基づけば」という制約を自覚している．そのため断言せず，「示唆された」とか「否定されなかった」などと，一般の人からみるとまわりくどい表現になってしまう．

図表だけでも，本文だけでもわかり，両方あると，相乗効果でもっとわかるように工夫する．

　グラフでは，何を伝えたいのかによって，縦横に何(軸や集計値，%)を配置するのか，よく考える．一般には，横軸が説明変数，縦軸が目的変数である．ただし，散布図(2変数の場合)，説明変数・目的変数という表現はあまりみかけない．多くは横断分析で，因果の向きを仮説として設定するのは可能だが，どちら向きの因果もありうるからだろう．図のタイトルはスライドと異なり，本や論文では図の下におくことが多い(図 16-1 など参照)．

　表の場合は，逆に，タイトルは上に，表側(左側)が説明変数で，表頭(上)に，目的変数が来ることが多い．ただし，表の縦横の長さによって向きを変えているのもみかける．%は，縦と横のどちらを足して 100%と表現するのか，両方ありうる．読者にどちらの割合を伝えたいのか考えて作成する．合計に 100%と付記すると，何を分母にしたのかわかりやすくなる．

まとめ

　以上で述べてきた結果の記述のチェックリストを示す．

　いまだ触れていない点としては，結果には，研究で得られた事実(データ)を書く．たとえ，解釈や価値判断に同意しない読者であっても，結果については納得してもらえるように事実のみを書く．その解釈や価値判断などは，結果でなく考察に書く．

　執筆上のお作法としては，①略語・略号は初出時に，綴りを略さないですべて書き(スペルアウトし)，「以下，○○と略す」と明示する．②(査)読者が知らないと思われる特殊な固有名詞や専門用語，概念には説明をつける．その研究に着手する前の自分や大学院 1 年生が知らなかった略語・略号や用語には説明をつける．③特に類似した意味の

単語は，その使い分けがわかるようにする．同じ意味で使っているのなら表現を統一する，などがある．

　迷ったり，推敲したりするときには，何が伝えたいことなのかという原点に立ち返る．分析も記述も，目的達成のためにするのだから．

文献

1) Höfler M：The Bradford Hill considerations on causality：a counterfactual perspective. Emerg Themes Epidemiol 2：11, 2005

結果の記述のチェックリスト

- ☐ 目的と関連のない枝葉末節は削ってあるか
- ☐ 部分の前に全体像を示してあるか
- ☐ 言いすぎていないか(因果＜影響＜関連，効果＜変化では？)
- ☐ 図表のみ，文章のみでもわかるか
- ☐ 解釈や価値判断を加えず事実だけ書いているか
- ☐ お作法を守っているか

第 17 章

考察・結論の考え方・書き方

　「考察(discussion)」の書き方がわからないという大学院生や研究の初心者は多い. 「対象と方法(methods)」「結果(results)」などに比べると, 1つの「決まった型」あるいは「枠組み(何をどの順番に書くかという構成)」がみえにくいからである. 特に, 質的な研究においては, かなりの自由度があり, 学術分野や, 研究デザイン, 研究手法によっても異なる枠組み, 触れるべき点, お作法などが異なっている.

　それらを網羅することは難しいので, ここでは多くの分野や研究のフェーズ(第 1 章, p.6)・デザインに共通する考察の考え方と, 書き方とチェックリストを示す. 研究デザインや種類(観察研究, 無作為化比較対照試験, 系統的レビューなど)ごとに異なる点については第 7 章(表 7-2, p.76)で紹介したそれぞれのガイドラインを参照されたい.

📊 考察の目的・位置づけ

　第 2 章で, よい研究には, ①新規性, ②研究方法の質の高さ, ③意義・有用性が求められることを紹介した. 考察の目的は, これらがどのように満たされているのかを, (査)読者に説明して, 納得してもらうことにある.

　研究とは, 世界に存在する法則を解き明かそうという営みで, 図

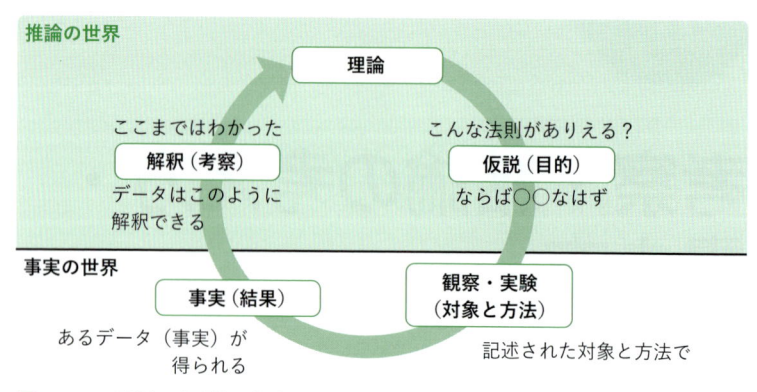

図17-1 理論・仮説と事実・結果と考察・解釈

17-1のような流れに沿って進められる.「こんな法則がありうるのではないか」という理論から,「ならば○○なはず」という仮説が生まれ,それを検証することを目的とする研究計画が立てられる. それを検証するため「記述された対象と方法で」観察や実験が行われ,その結果「あるデータ(事実)が得られる」. 考察は,研究のこのような一連のプロセスを受けて「データはこのように解釈できる」ことを論証し「ここまではわかった」という結論を導く段階として位置づけられる. 実際には,図17-1のように,理論から始まる研究ばかりでなく,興味深い現象が観察されたところから始まり,それを説明するための理論が後から提唱されることも多い. いずれにしろ,考察すべき論点・視点は,研究の目的や検証仮説がどの程度検証されたのかということである.

図17-1の黒線より下の「事実の世界」を記述する「対象と方法」「結果」に対し,その事実の解釈を述べるのが「考察」である. 考察は,理論や仮説とともに,「推論の世界」であり,研究者の推論・論理的思考能力が問われる部分である.

分析に有用な視点・ツール

　研究の意義や新規性を考察し論証するうえで，有用な視点や分析ツール〔ビジネス・マネジメントの戦略論では，「思考の枠組み（フレームワーク）」などと呼ばれているもの〕をいくつか紹介しよう．これらは考察の段階でのみ使うものでなく，図17-1の「推論の世界」にある理論形成や仮説の設定段階などでも使えるものである．第6章で，研究構想を練ってリサーチ・クエスチョンや検証仮説を磨くために，関連しそうなキーワードや要素・要因をできるだけ多く書き出すことを紹介した．書き出したものをグルーピングしたり，比べたり，別の角度から考え，必要に応じて加えたり，減らしたりして，関連要因図（マップ）（図6-1, p.66）を作成するプロセスで，要因間の関連や位置づけを推論し解釈・考察するときに役立つ．

1. 樹形図（図5-1, p.52, 図17-2）
　樹形図は，1つの要因のいろいろな側面や下位分類にあたるものを，漏れなく洗い出すときに使う．上位概念となる概念の下に，それを構成する要素・要因にはどのようなものがあるのか，相互に重ならないように書き出したものである．

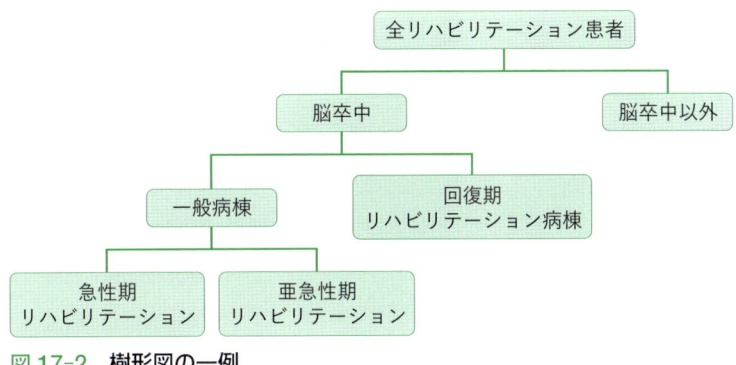

図17-2　樹形図の一例

　対象や方法，得られた知見などが，先行研究と違うとき，それがどのような点における違いであるのかが，樹形図を描き出してみると明らかになることがある．

2．マトリックス（図17-3）

　2つの軸を設定して，そのなかに要因を配置する方法である．第2章（図2-3，p.24）で，意義・新規性・実現可能性などを軸としたマトリックスの例を示したが，うまく軸を設定できたときには，要因間の位置関係が，ある軸では同じ位置だが，別の軸では性格が異なったり反対であったりすることが明らかとなる．図17-3 は，1つ目の（縦）軸で主体要因と環境要因に分け，2つ目の（横）軸で積極面と消極面とに分けた例である．4つの空間が，①強み（Strength），②弱み（Weakness），③機会（Opportunity），④脅威（Threatening）に分けられた例である．その頭文字をとって SWOT 分析と呼ばれる．

　従来，見落とされていた視点で解釈すると，研究の意義や有用性が明らかになることがある．例えば「消極面（阻害・リスク要因，課題）は何か」という視点から考えている間は見落とされていた重要な要因が，「積極面（促進・保護要因，強み）はないか」という視点から考察して，

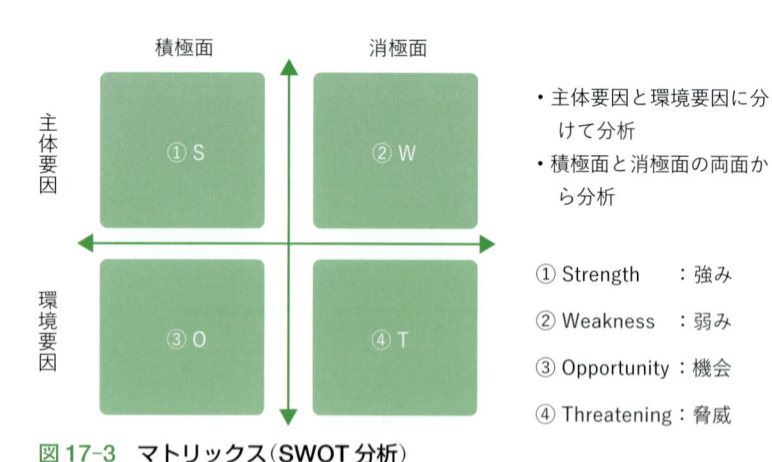

図 17-3　マトリックス（SWOT 分析）

初めて気づかれることがある．消極面についても，思いつきで挙げた段階では区別のつかない一塊だが，それを似た者同士のグループに分けて（分析して）みると，主体要因と環境要因の2要因に分けられることに気づく．これらがSWOT分析の2つの軸である．

　研究の構想を練ったり，分析・考察したりするときに，適切な軸（新たな次元），要素を思いつくと，一気に研究構想や仮説，考察が深まるときがある．だんごを串の方向から見ているとき（図17-4，コラム33），みたらしだんごなら，同じ色なので串の先端側か根本側か，わかりにくい．しかし，3色だんごなら，よもぎ色と桜色ではまったく違うから，串のどちらから見ているのか一目でわかる．これなどは色

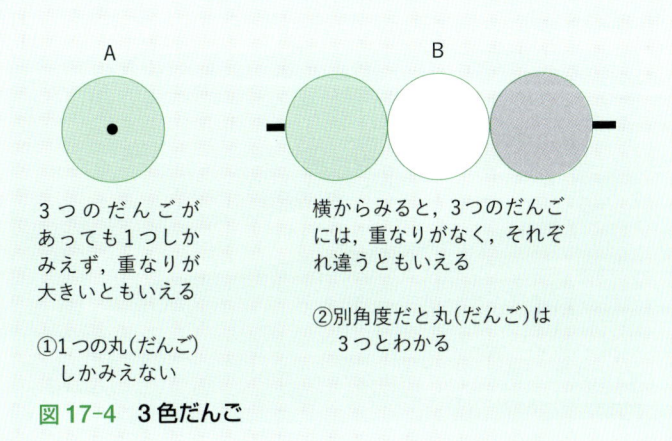

コラム33　3色だんご

　別の角度からみた（分析した）ときに，それまでみえていなかったことや同じ（重なっている）と思っていたものの違いや新たな姿が，一目でパッとみえるときがある．第16章の，「串だんご」の例（図16-1）で説明したように，串の方向から見ているとき（A）と，90°回して横からみたとき（B）では，同じ対象を見ているのに，みえる姿がまったく異なる（視点に新規性がある）．今まで点のようなものだと思われていた串に，長さがあることが発見される．いかに分析の視点や角度，着眼点が重要かがわかる．

A

3つのだんごが
あっても1つしか
みえず，重なりが
大きいともいえる

①1つの丸（だんご）
　しかみえない

B

横からみると，3つのだんご
には，重なりがなく，それぞ
れ違うともいえる

②別角度だと丸（だんご）は
　3つとわかる

図17-4　3色だんご

という要素(次元)が加わったことによる新発見の例である.また,得られた情報だけでなく「ない」ことが意味を持つ情報になることもある(コラム 34).

3. 対比表

　2つ以上のグループを比較するとき,各種の特性を見出しに設定することで,各グループが持つ特性を比較分析しやすくしたものである.第6章の表6-1(p.59)の「必要数の目安」や「分量(字数)」あるいは第6章の表6-3(p.63)の「長所」「短所・限界」「適している用途」あるいは第14章の表14-1(p.138)などで示したように,それぞれの違いを対比によって明らかにするときに役立つ.

4. Directed Acyclic Graph(DAG)

　複数の要素・要因を矢印で結んで図示したものである(図6-2,

コラム 34 「ない」ことも情報になる

　駅のプラットホームの写真である.ここは何番線だろうか？　それを直接示す表示はない.しかし,他の番線の案内はある.そこに「ない」数字が答えである.

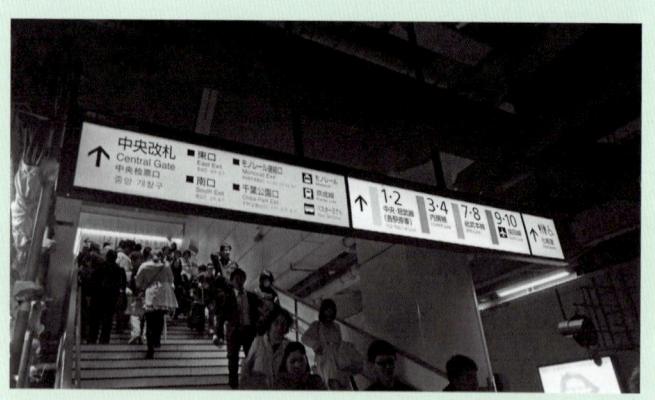

p.68). 原因が結果をもたらす因果関係, その途中に位置づく中間(媒介)要因, 原因と結果の両方に影響しうる交絡要因などを, 矢印でつないで図示する.

　現実社会では, 双方向性の関連や A→X→Y→A のような循環関係は珍しくないが, 1 つの研究で検討できるのは, 一方向で非循環の関連である. 双方向の矢印や循環関係が入らない検証仮説を図示する.

5.　時間軸に沿ったモデル(図 17-5)

　時間軸に着目して分類・分析・解釈することも有用なことがある. リハビリテーションでいえば, 超急性期, 急性期, 回復期, 生活期, 研究なら着想から執筆までなど, 原則として一方向に向かうものと, 図 17-1 やマネジメントサイクル(図 17-5)[1]のようにアセスメント–予後予測–目標設定–計画・プログラムの作成–実施–モニタリング–事後評価などと循環するモデルもある.

　時間軸に着目することで, 従来の研究と自分の研究のデザインや対象, 得られた知見などの新規性や違いが説明・解釈しやすくなること

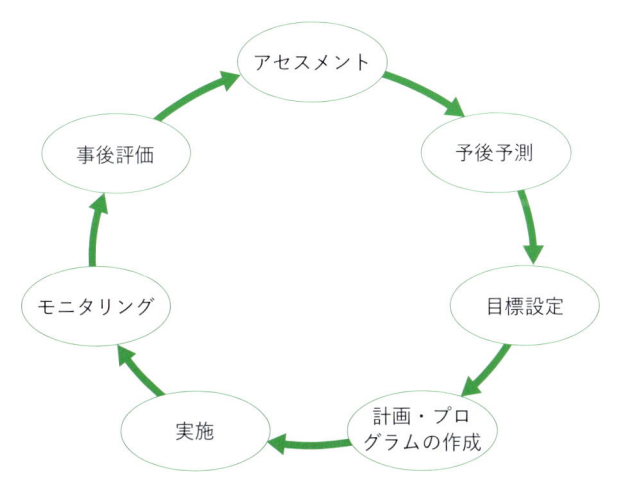

図 17-5　マネジメントサイクル
〔近藤克則：医療・福祉マネジメント―福祉社会開発に向けて(第 3 版), p.4, ミネルヴァ書房, 2017 より転載〕

がある.

◆ ICF モデルやプログラム評価モデル(図 17-6)

　紹介してきた **1〜5** や,マクロ・メゾ・ミクロに分ける視点は,研究領域によらず使える汎用性の高いものである.その他,個別領域でよく使われる枠組みもある.

　例えば国際生活機能分類(International Classification of Functioning, Disability and Health：ICF)[2]モデルは,健康関連 QOL に関わる要因を分析するための枠組みである.プログラム評価の枠組み(図17-6)[3]は,医療サービスなどのプログラム(インプット・プロセス)と対象と環境と効果・成果(outcome)の 5 要素と 2 側面(効率・公正)を分析するための枠組みである.

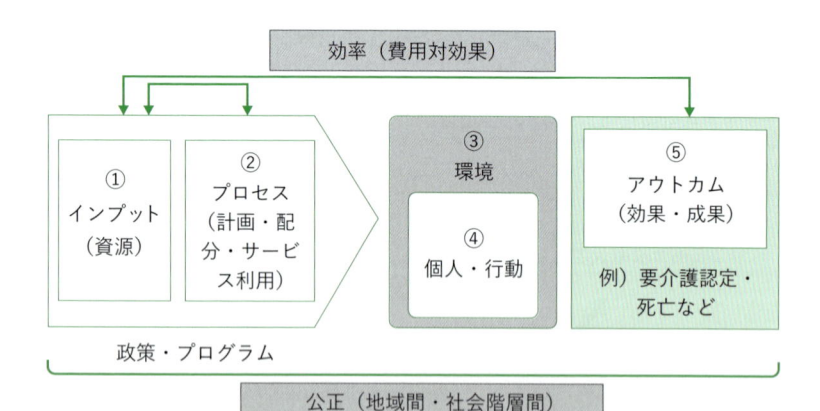

図 17-6　プログラム評価の 5 要素と 2 側面
(近藤克則：「医療クライシス」を超えて―イギリスと日本の医療・介護のゆくえ.p.157, 医学書院, 2012 より転載・改変)

考察の書き方とチェックリスト

考察部分は，表17-1 に示すような3つの部分から構成される．それぞれの分量の目安は，1：3〜4：1〜2 程度であろうか.

◆ 主な所見

最初の部分では，分析で得られた所見のなかでも，研究目的に関わる主な所見について新知見を中心にまとめる．多すぎるとわかりにくくなる．研究目的に掲げていない知見は削るか，残すのなら目的に加えるべきである．多くても重要な3つ程度までに絞る.

◆ 研究目的を達成するうえで重要な点

2番目の部分が考察の主要部分である．先行研究を引用しながら（コラム 35），以下のような点を考察する．第1に，研究方法についてである．先行研究に比べて優れている点などを考察する．例えば，研究デザインでいえば，先行研究は横断研究ばかりだったが縦断研究をしたとか，観察研究でなく介入研究だとかである．サンプル数が多いとか，回収率や無回答率が低くバイアスが少ないなどと考察する．第2に，

表 17-1　考察の書き方（枠組み）

主な所見	・研究の目的に関わるものを多くても 3 つ程度に絞る
研究目的を達成するうえで重要な点	・研究方法の質や信頼性の高さ ・研究結果の妥当性の解釈 ・妥当性の根拠，新知見の機序（メカニズム） ・先行研究と比較し，どんなことを新規に明らかにしたか ・研究の意義・示唆
研究の限界 （limitations）	・研究デザインや結果の解釈上，留意すべき方法論上の制約，今後の研究課題を述べる

コラム35 引用・転載許諾

引用と転載は他人の著作物をそのまま複製して使う行為で，著作権者の許諾を得ない「転載」は著作権法違反となる．一方，学術研究では先人の業績の積み重ねによって成り立っており，著作権法には，著作権者の許諾を必要としない「引用」の規定がある．表17-2[4]に示すような「公正な慣行に合致するもの」でかつ「報道，批評，研究その他の引用の目的上正当な範囲内で行なわれる場合に」例外的に認められている．

ただし「引用」にも著作権法でいう「引用」と，一般用語としての「引用」とがある．著作権法が守ろうとしている著作者の権利は著作物＝「表現したもの」が対象となる．著作権法上の「引用」は，表現された著作物を複製して使うことを意味する．一方，一般用語として「論文に『引用』する」という場合，必ずしも著作権法で規定された「引用」（＝原文を複製）を意味せず，概念や事実などを報告した論文などの出典を示すことを意味する場合が多い．

表17-2 引用する時の留意点

1. 既に公表された（出版物，ホームページなど）著作物で，文書に限らず，写真（画像）や図表なども含む
2. 自説の補強・展開，学説の批評などのため引用する「必然性」がある
3. 引用部分が「　」で括られているなど明瞭に区分され自分の著作物と誤認させない
4. 自分の著作部分が"主"で引用部分は必要最小限の"従"という「主従関係」がある
5. 原形を保持して掲載する（著作者には同一性保持権がある）
6. 原著者の意図に反した使用をしない．既に訂正・補足したものがあれば，それを引用する
7. 引用した部分のなるべく近くに出所（出典）を明示する

〔日本医書出版協会：引用と転載について―著作物を利用する上でのご注意. https://www.medbooks.or.jp/copyright/forauthor/quot.php（2018年8月27日アクセス）などをもとに筆者作成〕

「転載」は，自身の著作物の「従たる範囲を超え」て，他人の著作物を複製・掲載することで，「広く紹介したいから」という理由では無断転載はできない．例外は，官公庁が周知目的に作成した広報資料や調査統計資料，報告書類である．転載禁止の表示がなければその出所を明示すれば無断で転載できる．

研究結果の妥当性についてである．得られた所見が，仮説通りでも反証された場合でも，そして予想外の結果が得られた場合でも，それが妥当(真実)であると考えられる根拠が説明されている必要がある．第16 章で紹介した因果関係の 9 基準(表16-1，p.165)の多くを満たしていることがわかるように先行研究を引用しながら考察する．そのとき，先行研究と同じ知見が再現されたのであれば，もっともらしさが高まる一方で，そればかり強調すると追試にすぎない(新規性のない)研究にみえてしまうので要注意である．予想される批判・疑問があれば，それらへの反論や回答も書く．第 3 に，新規性は何か，どのような意義や示唆につながる有用な知見が得られたのかなど，「本研究の強み」である．研究の新規性や意義, 有用性は，得られた結果(データ)だけではわからない．先行研究に照らして，どの点が新しいのか，どのような価値や示唆を新たに加えたのかを書く．

◆ 研究の限界(limitations)

　最後の部分で，本研究の限界を，数点挙げる．研究デザインや結果を一般化するうえでの制約や限界, それを克服するための今後の研究課題などをまとめる．

　自己批判をしながら，反証するうまい書き方を時にみかける．例えば，「回収率が 7 割にとどまった」ことが限界だと述べたうえで，「しかし国が行う○○調査と同水準である」ことも示してさほど悪いわけではないと反証する．あるいは「今まで○○が見落とされていた」と主張する論文で「○○は無回答者に多いことが報告されている．したがって，今回の結果は過小である可能性が高く，実際には○○は本報告よりも多いと推定される」などと主張するような書き方である．常にできるわけではないが，検討に値する．

◆ チェックリスト

　考察を書くためのチェックリストを示す．結果の記述と同様に，考察もいろいろな視点から論じることができる．しかし，なすべきは研究目的の達成度についての考察である．目的や検証仮説と関連しないことは考察するに及ばない．ぜひとも考察すべきと考えられる新規性や重要性に，論文を書きながら気づいたなら，その点を研究目的に加えるなど，整合性を高めるように全体を見直す．

　論文の1次草稿でみかけるのは，先行研究を引用せず，自分の考えだけを述べた考察（思い？）である．逆に，結果を繰り返し説明しただけで，解釈が加わっていないものもある．背景や方法に書いてあることは考察で繰り返さずに省く．自らの研究の限界をわきまえず，得られたデータでは「ある一施設」において「関連」が示されただけなのに「効果」が「証明された」などと，得られたデータからはいえないことまでいっていないか確認する．逆に，自信がないために限界ばかり書いた草稿もある．限界だらけで意義が書かれていない論文が公刊されるはずがない．何かしらの意義や強みを見出して欲しい．

結論の考え方・書き方

　結論の書き方をチェックリストにまとめた．結論には，目的に掲げたリサーチ・クエスチョンに対して，得られた知見（事実）を根拠に答えを書く．結論の最初に「本研究は〇〇を目的とした」などと目的を再掲すると，目的とズレた結論を書かなくなる．苦労してデータを集めて研究しなくても書けるような「多くの要因が関与していた」などと書いてはいけない．「□，△など5つの要因が関与していた」などと例示したり，具体的な数字を入れる．研究で集めた事実を根拠にすることなく「〇〇すべきである」などと自分の意見だけを書いてはいけない．

　論文を速読する場合，目的と結論だけを拾い読みすることもある．それでも，主要な知見（根拠）とそこから導かれる結論がわかるように書いて欲しい．

 ## まとめ

　論文を読んでいると説得力があり，思わず「うまいっ！」といいたくなる論理や表現に出会う．その理由を考え，それをマネして書く．誰しも盲点があるので，共同研究者や指導教員や同僚・院生仲間（peer）に読んでもらってコメントをもらう．そのうえで書き直すプロセスが必要である．仕上げる前に，チェックリストも活用して欲しい．

文献
1) 近藤克則：医療・福祉マネジメント―福祉社会開発に向けて（第 3 版）．p.4, ミネルヴァ書房，2017
2) WHO：International Classification of Functioning, Disability and Health（ICF）. Geneva, 2001
3) 近藤克則：「医療クライシス」を超えて―イギリスと日本の医療・介護のゆくえ．p.157 医学書院，2012
4) 日本医書出版協会：引用と転載について―著作物を利用する上でのご注意． https://www.medbooks.or.jp/copyright/forauthor/quot.php（2018 年 8 月 27 日アクセス）

考察のチェックリスト

- ☐ 研究目的の達成に必要なことを考察しているか
  - ・目的や検証仮説と関連がないことを論じていないか
- ☐ 研究方法論の質の高さが伝わるか
  - ・2つの信頼性がわかるか：①方法論，②結果の再現性
- ☐ 得られた所見の解釈
  - ・妥当性の高さ：（仮説が検証・反証されたり，予想外の）結果が得られた理由や根拠を説明できるか
- ☐ 研究成果の意義や有用性がわかるか
  - ・研究の新規性がわかるか
  - ・どのような価値や示唆がある研究なのかわかるか
- ☐ 先行研究を踏まえて（示して）いるか
- ☐ 背景や方法に書いた内容と重複していないか
- ☐ 結果の繰り返しに終わらず，解釈が書かれているか
- ☐ 限界を自覚しているか
  - ・いえないことまでいっていないか（論拠が示されているか，表現は適切か）
  - ・限界が書かれているか
  - ・限界をわきまえつつ，意義や強みを主張できているか

結論のチェックリスト

- ☐ 目的に示したリサーチ・クエスチョンへの答えが書かれているか
- ☐ データを集めなくても書ける一般的な結論になっていないか
- ☐ 論拠となる主要な具体例や数字が入っているか
- ☐ 自分の意見だけになっていないか

第 18 章

共著者・謝辞・文献リスト

　結論まで辿り着いても，まだやるべきことがある．共著者の決定や謝辞や文献リストの作成である．

共著者の決定

　特に初心者は，1人では研究を完遂できない．共同研究者のうちふさわしい人を共著者とする．日本医学会「医学雑誌編集ガイドライン」は，国際医学雑誌編集者委員会(ICMJE，**コラム 15**，p.76)の勧告を引用し，**表18-1**[1]に示す4条件をすべて満たした者を共著者としている．

　著者とは，その研究と論文作成において実質的な知的貢献をした人

表 18-1　共著者の 4 条件

1. 研究の構想もしくはデザインについて，あるいは研究データの入手，分析，解釈における実質的な貢献
2. 原稿の起草または重要な知的内容に対する批判的な改訂に関与
3. 出版原稿に対する最終承認
4. 研究のいかなる部分についての正確性あるいは誠実さに関する疑問が適切に調査され解決されるうえで，研究のすべての側面について説明責任があることに同意

〔日本医学雑誌編集者会議：医学雑誌編集ガイドライン．http://jams.med.or.jp/guideline/jamje_201503.pdf(2018 年 8 月 7 日アクセス)を改変〕

である．研究組織の同僚や責任者であっても，実質的な貢献のない人を著者に入れたり，資格を満たす人を省いたりするのは誤りとしている．そのため共著者1人ひとりについて，どのように貢献したのかを記載または報告することを求める雑誌(特に英文誌)が増えてきた．投稿規定や掲載されている論文を参考にして記載する．

大学院生が英文雑誌に投稿する場合などには，指導教員が原稿の投稿，査読，公表の過程で編集部と連絡を取り合う連絡責任著者(corresponding author)となることがある．

 ## 謝辞(Acknowledgment)

表18-1 の共著者の4条件は満たしていないが，お世話になった人の名前を謝辞に挙げる．また，修士・博士の学位請求論文や社会科学系(の一部？)では，原則として単著(1人で書いた)論文であることが求められたり，慣例であったりする．その場合には，共著者の同意を得たうえで謝辞に名前を記載する．

研究助成を受けて行った研究の場合には，その旨も記載する．研究助成によっては，課題番号などがついており，課題番号まで書くことが求められていることもある．例えば，科学研究費補助金(科研費)などの場合，コラム 36[2) に示すように表記の方法が例示されている場合もあるので，確認が必要である．自分は研究助成を受けていなくても，指導教員や共同研究者が助成を受けた研究費で収集したデータを使ったり，研究会の開催費用や交通費が研究費で賄われていたりする場合がある．共同研究者にも確認して漏れがないように記載する．雑誌によって，COI(利益相反，p.124)についての記載または報告を義務づけているものもある．

謝辞を書く位置は，一般には，結論と文献リストの間が多い．ただし，雑誌によって場所が指定されている場合があるので，投稿規定や

掲載されている論文を参考にする．

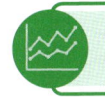

文献リスト

　初心者が意外に苦しむのが，文献リストである．第 1 に，多数の論文のなかからどれを引用して文献リストに載せるのかという文献の選び方，第 2 に，表記方法を揃えることの大変さは経験するとわかる．

コラム 36　謝辞の書き方—科学研究費補助金の記載例

・論文に関する科研費が 1 つの場合（課題番号「12345678」）

【英文】：This work was supported by JSPS KAKENHI Grant Number 12345678.

【和文】：本研究は JSPS 科研費 12345678 の助成を受けたものです．

・論文に関する科研費が複数（3 つ）の場合（課題番号「xxxxxxxx」「yyyyyyyy」「zzzzzzzz」）

【英文】：This work was supported by JSPS KAKENHI Grant Numbers xxxxxxxx, yyyyyyyy, zzzzzzzz.

【和文】：本研究は JSPS 科研費 xxxxxxxx, yyyyyyyy, zzzzzzzz の助成を受けたものです．

・研究種目などの英訳

科研費	Grants-in-Aid for Scientific Research（略称「KAKENHI」）
科学研究費補助金	KAKENHI(Series of single-year grants)
基盤研究(S・A・B・C)	Grant-in-Aid for Scientific Research(S) or(A)or(B)or(C)
萌芽研究	Grant-in-Aid for Exploratory Research
挑戦的萌芽研究	Grant-in-Aid for Challenging Exploratory Research

◆ 文献の選び方

引用されている文献リストをみると，引用した人のレベルがある程度わかってしまう．先行研究をどれくらい広くレビューしたのか，質の高い研究とはどのようなものなのかを理解しているのかがわかるからである．

テーマによって，システマティック・レビューやメタアナリシス（コラム5，p.21）など，エビデンスレベル（表8-1，p.81）が高い論文，あるいはWHO・経済協力開発機構（Organisation for Economic Co-operation and Development：OECD）などの国際機関や学会のガイドラインやレポートなどがある場合には，それを引用する．これらがある場合，それを引用すると，かなりの蓄積がある研究課題であること，多くの専門家が重要な課題だと考えていることがわかる．そうでなければ，まとめられたりしないからである．このような文献の作成には，多くの専門家が関わっており，専門家のコンセンサス（合意）がまとめられている．これらを1本引用するだけで，その背景に多数の研究論文があることや，何がコンセンサスなのかを伝えられる．

次に，キーペーパー（多くの先行研究で繰り返し引用されている論文）が候補になる．多くの研究者が，価値があると認めた論文だからである．無作為化されていない研究よりは無作為化されている研究（コラム5，p.21），一施設での研究よりは多施設で行われた研究，横断研究よりは縦断研究，よりバイアスが少ない研究など，より妥当性や信頼性が高い質の高い研究論文を引用する．

雑誌や学会にも，報告される研究の質の高さによって定評ができ，いわば格ができる．一般に，商業誌よりは学会誌などのほうが格上のことが多い．英文誌で同じ学術領域であればインパクトファクター（Impact Factor：IF）®なども参考になる（コラム37）．

文献リストには公刊されている文献を引用し，一般に学会抄録は載せない．査読後の採択通知を得ているなど，出版が確定している文献は，巻・号・ページ数が未定のため「（印刷中）」，"in press"，"forthcoming"などと表記する.

◆ 文献の表記方法

　初心者が戸惑うのは,文献の表記方法が雑誌によって異なることである.本文のなかの文献の表記の仕方も指定されている.引用順に数字を振る場合,数字につける括弧が1)のような片カッコか[1]のような両カッコか,同じフォントサイズか,フォントを小さくして肩につけるか,などの違いがある.社会科学系では,数字なしで著者名と発行年を書く場合など,数十のスタイルがある.執筆規定に従う.

　文献リストの表記のスタイルは数百はある(コラム38).一般に著者名から始まるが,何人まで表記するのかが違ったり,2番目が発行年であったり,論文タイトルであったりする.コラム38に示すように,発行年が,最後に来るスタイルもある.「,(カンマ)」「.(ピリオド)」「:(コロン)」「;(セミコロン)」などの記号のどれを,どこに使うのかも執筆規定に指定がある.

　文献表記の統一は,研究の質とは無関係だが,執筆規定を守っていないと,それだけの理由で採択されない.執筆規定をよく読んで遵守する.

> **コラム 37　インパクトファクター**
>
> 　投稿先として英文雑誌を選択するときに,インパクトファクター(Impact Factor : IF)® を参考にする人は多い.インパクトファクターとは,掲載論文がある期間に引用された頻度をもとにした雑誌の影響力(impact)を表す指標の1つで,Journal Citation Reports(JCR)で毎年公表される.教員採用審査などで使われているために自然科学系の研究者の関心は高いが,多くの批判がある.例えば,個々の論文の影響をみているものではない,年によって変動する,同分野内の比較には使えるが分野間の比較には使えない,などである.

文献

1）日本医学雑誌編集者会議：医学雑誌編集ガイドライン．
　　http://jams.med.or.jp/guideline/jamje_201503.pdf(2018 年 8 月 7 日アクセス)
2）独立行政法人日本学術振興会：科学研究費助成事業　使用ルール・様式集—研究成果
　　における謝辞の表示．
　　https://www.jsps.go.jp/j-grantsinaid/16_rule/rule_h24.html(2018年7月29日アクセス)

コラム **38**　文献欄の書き方の例

　頭に数字をつけるか，アルファベット順か，筆者の人数が何人までか，発行年の位置，（　）や『　』でくくるか，巻(volume)のみか号(issue)も書くか，どの記号をどこに使うかなど，雑誌や書籍の執筆規定で異なる．書籍の場合，引用するのが，単著か分担執筆のある章だけなのかによって異なる．

論文の例

1）杉山統哉，近藤克則，松本大輔，他.(2013)「急性期脳卒中患者の歩行自立度と社会的サポートの関連　リハビリテーション患者データバンクの多施設登録データを用いた研究」『総合リハビリテーション』41(2)，161-9
2）杉山統哉，ほか：急性期脳卒中患者の歩行自立度と社会的サポートの関連　リハビリテーション患者データバンクの多施設登録データを用いた研究．総合リハビリテーション 41：161-169，2013
3）Justy M, Bragdon CR, Lee K, et al. Surface damage to cobalt-chrome femoral head prostheses. J Bone Joint Surg Br 1994；76：73-7

書籍の例

1）木村　淳．誘発電位と筋電図．理論と応用．東京：医学書院；1990．p.156-73
2）White DJ：Musculoskeletal examination. In：O'Sullivan SB, Schmitz TJ(eds)：Physical Rehabilitation, 5th ed, pp167-168, FA Davis, Philadelphia, 2007

　投稿雑誌名を指定(書誌情報の記載方法を指定したファイルをダウンロード)すれば，その雑誌の投稿規定に合わせてくれる便利な文献管理ソフト〔EndNote®(有料)，Mendeley®(無料)など〕がある．

共著者・謝辞・文献リストのチェックリスト

- ☐ 共著者の 4 条件を満たす人を共著者に入れたか
- ☐ 謝辞に，入れるべき人の名前を入れたか
- ☐ 受けている研究助成について，課題番号まで入れたか
- ☐ 文献の引用方法は執筆規定に従ったか
- ☐ 文献欄の書き方は，執筆規定に従ったか

全体の推敲と要旨

　研究計画に始まり，背景，目的，対象と方法，結果，考察，結論，文献の順に，書き方を述べてきた．論文として仕上げるために残されているのは，全体の推敲と要旨の作成である．

　第19章では，全体を推敲するうえで有用な方法や要旨の添削事例，チェックリストなどを紹介する．

📊 全体の推敲

　一通り書いた後，全体を通読して，論旨が一貫するように推敲を繰り返す．筆者の場合，5〜7回は推敲している．

　論文のある部分だけみたときにはさほど違和感がなくても，印刷して全体を通してみると，改善の余地が大きいことに気づくことがよくある．目的に掲げたことと別のことが結論に書かれている「ネジレ」や，目的に掲げたリサーチ・クエスチョンへの答えが書かれていない「欠落」，枝葉の情報が多すぎて幹がみえない「あいまい」，字数超過をはじめ投稿規定を遵守していないなどである．

　推敲するときには，俯瞰的，批判的，意識的に読む必要がある．漫然と読んだのでは自分の文章の欠点に気づきにくいからである．有用な方法や視点として，ここでは，論文の構造を意識すること，(小)見出しとパラグラフ，文章レベルの読みやすさについて取り上げる．

◆ 構造と論旨の一貫性を意識

　原著論文は，（論理）構造を持っている．まず目的を提示し，それを達成するための方法と得られた結果をもとに，妥当性などを考察して，目的を果たした成果を結論で述べる．そこでは，目的が方法を決め，目的に示されたリサーチ・クエスチョンが結論を規定している．

　この構造と論旨の一貫性を意識すれば論旨明快になるはずだが，そうでない論文には，以下のようなパターンがある．

1. ネジレ・欠落

　目的から結論に至る一連の過程に「串」が通っていない論文である．なかでも多いのは，ネジレと欠落である．

　初心者が書いた論文原稿をみると，原著論文の論理構造に沿うべき論旨が「ネジレ」たり「欠落」してしまい，目的と結論（を導いたプロセス）が整合していないことが珍しくない．「そんなバカな」と思うだろうが，指摘されるまで気づかない大学院生や初心者は実に多い．目的には「現状と課題，その要因（の3つ）を明らかにする」とありながら，結果で「現状と課題」のみを示し，結論には（目的にはなかった）改善策が述べられている（ネジレ）．目的は3つとあるのに，結論が2つしかない（欠落）．また結論に述べられていることの根拠・データが結果になく欠落していたり，考察されていなかったりする．

2. あいまい

　もう1つはあいまいな論文で，その原因にも2種類ある．

　1つ目の原因は，「明らかにしたいこと」，目的そのものがあいまいな場合である．添削事例としてコラム40（p.197），コラム42（p.199）に示した要旨のように，目的に「検討する」という手段・方法が書かれ，検証仮説が何なのか，何を明らかにしたいのか，本人にも目的が「あいまい（論旨不明瞭）」なために，結論を読んでも何がわかったのか，何をいいたいのか，よくわからないものになってしまう．

　もう1つの原因は，研究の目的に関連が薄いことまでいろいろ盛り込んでいることである．情報が多すぎて，何が論旨なのか，大事な筋なのかがわかりにくくなってしまう．木に例えれば，「枝葉が多い」ために，「幹」がどこにあるのかみえにくくなってしまっている．

　苦労して集めたデータなので，書き残したい気持ちはわかるが，わかりにくくて読まれないのでは，書く意味がなくなってしまう．目的と関連の薄い部分は，思い切ってそぎ落とす勇気が必要である．論文は長さや文字やデータ量で評価されるのではない．研究目的が果たされ中身が伝わってこそ評価される．

3．2つのチェック方法―逆読みと数字をつけた列記

　このような「ネジレ・欠落」「あいまい」をチェックするのにお勧めの方法は2つある．

　1つは，結論から目的へと「逆読み」することである．結論に書かれていることの妥当性は考察されているか，その根拠となるデータが結果に書かれ，その収集方法が方法に示されているか，それらを通じて検証する仮説や意義が目的に書かれているかという具合である．こうするとネジレや欠落に気づきやすくなる．

　もう1つは，目的を，第1……に，第2に……，第3に……，などと数字をつけて列記して，いくつあるのか明示的に書くことである．こうすると，あいまいさが許されず，方法，結果，考察，結論までのすべてにおいて，一貫して，この3つの目的に関わる記述内容が，しかも，この順番で欠落やネジレなく書かれているかを点検しやすくなる．

◆　（小）見出しとパラグラフ

　特に質的な研究論文や社会科学系に多い長い論文，書籍で重要になるのが，（小）見出しとパラグラフ（節・段落）の書き方である．パラグラフとは，（小）見出しをつけられる1つの節・段落であり，その（小）

見出しで表された 1 つの内容(トピック)について述べた文章のかたまりのことである．本書は，研究を対象とした質的研究ともいえるが，(小)見出しごとに，1 つのパラグラフになっていて，それが組み合わされて章となり，それらが集まって 1 つの本になっている．

1.　(小)見出し

　1 つのパラグラフでは，1 つのトピックだけを述べる．その原則が貫かれていると，(小)見出しを読んだだけで何について書かれているか想像できる．

　小見出しをうまくつけられないときには，内容が 1 つでなく，いろいろなことが含まれあいまいなことが多い．1 つのパラグラフに 2 つ以上の内容が含まれているとわかりにくくなる．第 1 に，第 2 に，などと分けて記述してみて，1 つの(小)見出しのもとにまとめられない場合には，2 つのパラグラフに分けるなど構成を組み替える．本書も，構成を数回組み替えて書いた．

　「(小)見出しと中身が一致しているか」「もっとふさわしい(小)見出しはないか」を考えながら推敲する．「目的」に方法が書いてあったり，「結果」に考察が含まれていたりすることは意外に多い．

　小見出しを工夫することで情報量が増えわかりやすくなる．「実態調査」という見出しよりも「病院での患者インタビュー調査」としたほうが，研究のセッティングやデザイン，対象・方法までわかるようになる．

　長めの文章では，小見出しをつけるようにすると，いくつのことを，どのような視点から考察しているのかがわかりやすくなる．(小)見出しだけを拾い読みすれば，中身のあらすじがわかるのが，よい(小)見出しと構成である．(小)見出しだけ拾い読みして論旨の流れがしっくりこないときには，(小)見出しか構成，または両方を見直すことになる．

2. パラグラフ・ライティング

　多くの英語論文や学術書，日本でも長めの新聞記事では，パラグラフ・ライティングと呼ばれる書き方がされている．その要点には，上述した「1つのパラグラフでは1つのトピック」「適切な見出しと対応した中身」以外に，次のような点がある．

　第1に，パラグラフの最初に，トピック・センテンス（主題文）とか，新聞記事などの場合には，リード文と呼ばれる文章をおく．そのパラグラフで扱うトピックは何か，要点，結論を書く．長い新聞記事の場合，百字程度のリード文だけで要点がわかり，関心を持った人だけが全文を読み進めるよう，速読に適した書き方になっている．長めの論文のリード文の場合には，そのトピックを取り上げる意義・ねらい，前章までに述べてきたこととの関連・位置づけなどを書くこともある．

　第2に，主題文・リード文に続く文章で，そのトピックに関して，より詳しく説明する．本文や支持文などと呼ばれる．そこでは，具体例や理由などの裏づけや根拠が示される．

　第3に，長いパラグラフや章の場合には，3部構成にして，主題文，支持文の後に，小括（まとめ）をつける．主題文で掲げたトピックについて，支持文で根拠を示して明らかにしたことをまとめる（小括する）．

　このような構造を守って書かれた文章は，速読に適していて，かつわかりやすい．本章の小見出しとパラグラフの最初の主題文（ある場合には，小括）を拾い読みしてみて欲しい．すべて読まなくても，論旨はわかるはずだ．

◆ 文章レベルの読みやすさ

　文章レベルで読みやすくするための推敲にも，いくつか原則や方法がある．

1. 短文で

　一文は短くする．短文のほうがインパクトがある．また長くなると，いくつもの内容が含まれて複雑になる．そのために主語と述語が対応していないネジレた変な文章になりがちである．そうなれば読みにくく，わかりにくくなってしまう（コラム 39）．

2. 表現の工夫

　短い文章にするほど，接続詞の重要性が増す．「しかし（逆接）」「そこで（順接）」「また・さらに（並列・追加）」「例えば（説明）」「つまり（要約）」など，前と後ろの文章がどのような関係なのか，わかりやすくなるように工夫する．

　「やはり」とくれば「仮説通りの結果だろう」と予想できる．「むしろ」とか「意外にも」とあれば「（やや）期待と違った」と予想できる．数字が並ぶときなど，これらの言葉を上手に使うと読みやすくなる．ただし，多すぎると，読者が誘導されていないかと，かえって身構えたり読みにくくなったりするので，ここぞというときに使うのが効果的である．

　ウソでない範囲で，伝えたいことにふさわしい表記・表現を工夫する．0.001 kg，1 g と 1,000 mg は等価だが，1,000 mg のほうが多くみえる．「わずか 1,000 mg」とするよりは「わずか 0.001 kg」という表現のほうが，少なく感じる読者が多いだろう．

コラム 39　長い文章だとわかりにくくなる

　「短文のほうがインパクトがあり，長くなるといくつもの内容が含まれて複雑になり，そのために主語と述語が対応していないネジレた変な文章になりがちで，読みにくく，わかりにくくなってしまうので一文は短くする」という 1 つの文章を，5 つの短文に分けた本文と読み比べて欲しい．内容は同じである．どちらが読みやすいだろうか．

3. 推敲すべきところのみつけ方―音読・他人の活用・時間をおく

　みつけ方を3つ紹介しよう．1つ目は，音読である．声に出して読むと，読みにくいところやわかりにくいところが自覚できる．2つ目は，他人の活用である．なぜか他人のアラはよくみえる．文章がうまいとは思えない院生でも，他の院生の書いた論文のわかりにくいところは指摘できるから不思議である．3つ目は，時間をおくことである．数日おいただけで，自分の文章のアラがみえる．「時間が経つと自分も『赤の他人』」になるからだろう．

要旨の書き方

　論文として投稿するときに，要旨を求める雑誌が増えた．字数は数百字と少なくても重要である．なぜなら要旨で，その内容，研究デザインやデータの質の高さ，論文の質などが判断され，全文を読んでもらえるかどうかが決まってしまうからである．学会発表の抄録であれば，記録に残る唯一の資料である．

　字数が少ないわりに，よい要旨を書くのには，時間がかかる．字数の制限がきついなかでも，必要な情報を盛り込まなくてはならず，多くの留意事項がある．

◆ 添削事例

　添削した事例の，添削前（コラム40）とどのような視点や理由で直したのかの解説（コラム41），添削後（コラム42）の要旨を示した．添削前の要旨（コラム40）だけをみて，理由を考えて直してから，コラム41 を網羅していたか確認し，コラム42 と比べて欲しい．

◆ チェックリスト

要旨のチェックリストを示す．多くは，本書で既に述べてきたこと

コラム 40　添削前の論文要旨

　○○と高齢期の睡眠との関連に関して抑うつと睡眠薬の服用を考慮した研究

【背景】
　日本の高齢者において，夜中や早朝に目が覚めるなどの睡眠の質の低下は QOL の低下につながる．成人期の睡眠障害と□との関連は研究されているものの，○○との関連をみたものは限られている．また，睡眠とうつの関連が報告されていることから，本研究では健常高齢者の睡眠の質の状況 4 項目と○○との関連を睡眠薬の服用頻度と抑うつを考慮して検討することを目的とした．

【方法】
　65 歳以上の要介護認定を受けていない一般健常者を対象とした自記式質問紙調査を行った．「○○」「睡眠の質に関する 4 項目」および「睡眠薬の服用頻度」に回答した△人を解析対象者とした．○○とここ 1 か月の主観的な「睡眠の質」については 4 件法の回答を「あり・なし」「よい・悪い」の 2 群に分け，GDS 尺度による抑うつと睡眠薬の服用頻度をモデルに加えて○○との関連を Prevalence Ratio（PR：95%CI）で検討した．

【結果】
　今回の分析対象では，○○あり群となし群の間に，睡眠の質に有意差を認めた．男女別で年齢調整した Prevalence Ratio（PR：95%CI）は，○○あり群に比べてなし群では，睡眠の質が悪い者が，男性 1.57（1.22〜1.91），女性 1.52（1.28〜1.77）で，男性は，生活習慣および抑うつと睡眠薬の服薬頻度で調整しても 1.37（1.08〜1.72）で有意であった．「熟睡感なし」「夜間・早朝覚醒」では抑うつを，「入眠障害」では，睡眠薬の服用頻度を投入すると有意な関連がみられなくなった．

【考察・結論】
　○○と高齢期の睡眠の悪さとの関連がみられたものの，抑うつと睡眠薬の服用を調整した場合，性別，睡眠障害の種類による差がみられた．

添削の視点・修正した理由

【タイトル】
- 主なリサーチ・クエスチョンや変数がわかるように，関連が薄いものは削る
- 研究デザインがわかる情報を入れる
- 着目したのは睡眠全般ではないので「睡眠との関連」ではなく「睡眠障害との関連」へ

【背景】
- なくても意味が通じる言葉は削除して，その字数で必要な情報を入れる
- できるだけ数字を入れて具体的にするために，「睡眠の質の低下が……」→「睡眠の質の低下が2割にみられ」
  高齢者と成人期は別の意味なのか，同じ意味なのか，多義的な表現はなくす
- 睡眠薬についてもレビューを踏まえ考慮したので，「睡眠とうつの関連」→「睡眠とうつ・睡眠薬との関連」
- 「検討すること」は目的ではなく手段・方法であり，ここに書くべきことではない．目的は「関連を明らかにすること」

【方法】
- 字数の節約のため「65歳以上の要介護認定を受けていない一般健常者」→「要介護認定を受けていない高齢者」
- 研究デザインを明示する
- 解析方法について，目的変数，説明変数，調整変数，使った解析手法，男女別に層別解析したことなどを入れる
- 「うつ」と「抑うつ」など，同じものを指すのなら，表記は統一する

【結果】
- 「差」だけだと，どちらの群で，何が多い(少ない)のかわからない．わかるように明示する
- スペースを節約するため，Prevalence Ratio(PR：95%CI)など同じことは二度書かない
- 結果にいろいろ書いてあって，結局何がいいたいのかわかりにくい．主な目的や結論に関わらないものまで書くと情報が多すぎてわかりにくい
- 重要な「主な所見」の「睡眠の質」に絞る．「熟睡感なし」「夜間・早朝覚醒」「入眠障害」などは下位尺度で，しかも一貫した結果でなく，わかりにくくなる

【考察・結論】
- 主な知見だけを書いたほうがわかりやすくなる
- 得られた知見からの示唆も加える

である．あまり触れてこなかった 2 点のみ，補足説明しよう．

　1 つは，3 年前の自分が読んでもわかるように書くことである．論文を書く段階になると，そのテーマについては，かなり文献を読み込み，使える用語も増え，そのことばかり考えている．しかし，専門用語や内容を「わかっている人にしかわからない」書き方では，読んでもらえ

コラム 42　添削後の要旨

○○と高齢期の睡眠障害に関する横断分析

【背景】

　睡眠の質の低下は高齢者の 2 割にみられ QOL 低下につながる重要な課題である．□との関連は研究されているものの，○○との関連の研究は限られている．また睡眠障害とうつ・睡眠薬との関連の報告があることから，高齢者の睡眠の質と○○との関連が，うつと睡眠薬服用頻度の調整後もみられるのかを明らかにすることを目的とした．

【方法】

　要介護認定を受けていない高齢者△人を対象に自記式質問紙調査を行った．××人から回答が得られ（回答率▲%）欠損値のない■人を対象に横断分析をした．○○とここ 1 か月の主観的な「睡眠の質」については 4 件法の回答を「あり・なし」「よい・悪い」の 2 群に分けた．睡眠の質を目的変数に，○○を説明変数とし，男女別に年齢などを調整したポアソン回帰モデルで Prevalence Ratio（PR）を求め，うつ（GDS＞10/15 項目）と睡眠薬服用頻度を追加投入した．

【結果】

　睡眠の質が「悪い」と答えたのは 115 人（22.2%）で，○○あり群 348 人中◆人（▼%），なし群▲人中▽人（○%）となし群で多かった．PR（95%CI）は，○○あり群に比べ，なし群で有意に高く〔男性 1.42（1.21〜1.68），女性 1.42（1.27〜1.59）〕，すべての調整変数を投入しても男性 1.30（1.10〜1.54）など男女とも有意に高かった．

【考察・結論】

　うつと睡眠薬服用頻度を考慮しても○○なし群で高齢期の睡眠障害が有意に多かった．高齢者の睡眠の質向上のために，うつ対策などに加え，○○についても研究を進める必要がある．

ない．研究を始める前(3 年前)の自分が読んでもわかるような書き方
を意識すると，多くの人にとってわかりやすいものになる．

　もう 1 つは，多義的な表現や同一概念の表記不統一をなくすことで
ある．多義的な表現(例えば，成人期)を読んだ読者は，それがア(小児
に対する成人)という意味か，イ(成人病とかつて呼ばれた生活習慣病
が増える年齢以上を指すのか)か，それともウ(高齢期は除くのか)か，
など，いろいろな可能性を想定しつつ読み進めなければならない．表
記についても，成人期と高齢期が排他的に異なる概念だから両方使わ
れているのか，同義なのに使っている言葉が場所によって違うだけな
のか，両方の可能性を考えながら，読み進めなければならない．だか
ら多義的な言葉や表記の不統一がある文章は読むと疲れてしまう．多
義的な言葉や似た言葉を使うときには，それぞれ定義し，表記を統一
して一義(1 つの意味)になるようにする．

📊 まとめ

　後述のチェックリストだけを読めば，当たり前のことばかりであ
る．しかし，それを 1 人でできるようになるには，それなりの経験の
蓄積がいる．それまでは，同僚や先輩，指導者による添削指導を参考
に，自ら推敲を重ねる努力が必要である．

全体の推敲のためのチェックリスト

- ☐ 5 回以上推敲したか
- ☐ ネジレ・欠落・あいまいな点をなくしたか
- ☐ 結論から目的へと逆読みしたか
- ☐ 複数の目的がある場合，その順序通り，方法から結論まで書かれているか
- ☐ （小）見出しと内容の整合性を確認したか
- ☐ 短くできる文章を短くしたか
- ☐ 表現は工夫したか
- ☐ 音読してみたか
- ☐ 誰かに読んでもらったか
- ☐ 時間をおいて読み直したか

要旨のチェックリスト

タイトル

- ☐ 主な研究課題と研究デザインが伝わるか
- ☐ もっと短くできないか

背景と目的

- ☐ 一般的で削除できる不要な前置き・言葉はないか
- ☐ 重要性と新規性，目的・研究仮説が伝わるか
- ☐ 目的なのに，対象や方法が書かれていないか

対象と方法

- ☐ 研究セッティングやデザインなど概要がわかるか
- ☐ 対象者数，データ収集方法，データの質に関わる情報が含まれているか
- ☐ 用いた主要な変数，分析枠組みや手法，統計モデルなどが伝わるか

結果

- ☐ 基本的な分布・割合などがわかるか
- ☐ 目的に関わる主要な知見が入っているか，数値の羅列になっていないか
- ☐ 主な所見に関する数値が入っていて，差や関連の大きさがわかるか

結論

- ☐ 目的と合致した結論が書かれているか
- ☐ 得られた結果の意味や意義，示唆が述べられているか

書き方

- ☐ 重複する情報や削除できる無駄な情報で字数をムダにしていないか
- ☐ 枝葉の情報がなく，幹である主要なメッセージが伝わるか
- ☐ 3年前の自分でもわかる書き方になっているか
- ☐ 多義的な表現や同一概念の表記に不統一はないか
- ☐ 略語の初出時に，フルスペルや日本語が書かれているか

第 20 章

研究発表―学会発表

　研究構想の立案から論文脱稿・要旨完成に至ったら，いよいよ発表である．主な方法は，学会発表と論文発表である．専門職や社会人大学院生にとって，最も多い発表形態は学会発表だろう．研究の初心者にとっては，学会で大勢の人の前で発表するだけでも大変である．まずは学会発表について，発表（プレゼンテーション，しばしばプレゼンと略される）資料や読み上げ原稿の作り方，リハーサルなどの事前準備，学会当日のことなどについて説明する．

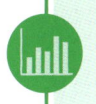

学会発表の事前準備
―発表資料・リハーサル・Q & A

　学会での発表は，5～10分程度の限られた時間内で，ポイントが正確に聞き手に伝わってこそ意味がある．その7～8割は事前準備で決まる．よい発表資料（プレゼン資料と読み上げ原稿）とリハーサル，想定問答（Q & A）集作りが必要である．

◆ プレゼン資料

　学会発表の形式には，口頭発表とポスター発表がある．どちらも，プレゼン資料はパワーポイント® などのプレゼンソフトで作る．口頭発表では，プロジェクターで映すスライドと，読み上げ原稿を用意す

表 20-1　プレゼン資料作成上の注意

読み取って欲しいことが，読み取りやすい工夫を
- 読み取って欲しい内容を表現する見出し・説明文を入れる
- 所見がわかりやすくなる対比などを工夫
- 度数分布か％か，グラフか表か写真かなど意図的選択を
- 背景と文字とではコントラストをつける
- 色は使いすぎない．目立たせたい所のみが効果的

盛り込む情報は最低限に減らす
- 発表時間 1 分についてスライド 1 枚程度
- スライド 1 枚には多くても 10 行以内，フォント 32 ポイント以上
- 箇条書きを活用し，不要な文章やデータは省略

必要な情報は入れる
- 研究デザインや対象者数，回収率，分析手法，単位，凡例などは略さない
- 調整変数など必要だが，主要でないことはフォントを小さく，脚注などに

る．ポスター発表では，図表と文章を組み合わせたポスターを作成する．スライドには，文字のみ，図表など，いろいろなスタイルがあり，ポスターにも共通する注意点がある（表 20-1）．

　伝えたいこと＝読み取って欲しいことを読み取りやすくする工夫には，次のようなものがある．例えば，「結果」でなく「○の□間比較」など中身がわかるようなタイトルにする．論文の図表とは異なり，「△群に比べ×群で■は 1.7 倍」などと，読み取って欲しい所見がわかる一文を（場合によってはタイトルに）入れておくと，限られた時間内でも伝わりやすくなる．

　よくある失敗は，多すぎる情報や文字，色に埋もれてしまい，何が重要なのか，伝えたいポイントがわかりにくい資料である．まず，できるだけ短文にして不要な文字情報をできるだけ減らす．人の注意は，1 か所だけ大きなフォント（文字の大きさ）や目立つ色，イラストに向けられる．重要な知見など目立たせたい所には，大きなフォントを使い，有意な所見の場所のみ異なる色で表示するのもよい方法である．ただし黄色やピンクなどの明るい色は目立つように思えるが，背景色とのコントラストが小さく，かえって読み取りにくくなるので使わない．

　もう 1 つのよくない資料は，必要な情報が不足していて多義的で疑

問がいろいろ湧いてしまうものである．初出の略語・略号には(小さいフォントの添え書きでいいので)フルスペルを示し，フォントは小さくてもいいので各群の対象者数や単位，凡例など必要な情報は，すべての図表に入れる．

　これらの留意点は論文と同じである．だから，学会発表の前に論文を書くことは，何がポイントだから不可欠で，どこは略せるのかを考え抜くことになりよい準備となる．

◆ 読み上げ原稿

　読み上げ原稿の分量は，1分間あたり 280〜350 字程度以内に抑え，ゆっくり話したほうが落ち着いてみえる．スライドのなかにある文章表現をそのまま取り入れたほうが，スライドのどこを説明しているのかがわかりやすくなる．スライドにない表現を使うと，どこの説明をしているのか，別の話をしているのかわからず，聞き手を不安にさせる．「青色で示した」「右下に示した」などの説明を入れておくと，(本番で緊張している自分にも)スライドのどこに着目すればよいのかがわかりやすい．

　読み上げ原稿の印刷で失敗した経験が筆者にもある．明るい場所でやったリハーサルでは問題なかったが，本番の会場の照明がとても暗く，通常の 10.5 ポイントのフォントでは見えなかった．暗いなかでも見える大きさのフォントサイズで印刷するか拡大コピーをすることを勧める．

◆ リハーサル

　リハーサルを繰り返して練習すれば，誰でも(ある程度)プレゼンテーションはうまくなる．音読を繰り返して，読みにくい(聞き手にとってはわかりにくい)ところや多義的であることに気づいたら原稿を修正する．暗記するくらいに練習して，原稿をときどき見るだけで，

顔を上げ聴衆の顔やスライドを見て発表できる水準をめざす．原稿を読むことに精一杯で，スライドと原稿がズレているのにも気づかず発表されると，わからないうえに見ていて痛々しい．

　本番で，スライドが読み上げ原稿と合っているのかを確認するためには，読み上げ原稿のなかにもスライドやそのタイトルが必要である．その点，パワーポイント®のノート機能は便利である．読み上げ原稿からスクリーンに視線をそらし，レーザーポインターを使った後，目を原稿に戻したときに，原稿のどこだったのかわからなくて焦っている人がいる．どこでスクリーンを確認するのか，原稿のどこに戻るのかまで，印をつけてリハーサルで練習しておくのが望ましい．

　緊張すると早口になる人は多く，一方で，パソコンのトラブルなどで時間がとられてしまいリハーサルより手間取ることもある．リハーサルでの通過時間を確認し，読み上げ原稿のところどころに予定時間を入れておく．開始1分後とかスライド1枚目，発表原稿の真ん中あたり，終了1分前とか最後から1〜2枚目あたりのスライド切り替えのところに予定時間を入れておく．予定とズレた場合には，以降の読み上げ速度で調整する．

　英語での発表時など，どこで「息つぎ」して間を取るのか，イントネーションなどのマークも入れるくらいに準備すれば安心である．

◆ Q&A集づくり

　特に国際学会で，完璧にみえたプレゼンの後，質問に答えられず，立ち往生している人がいる．準備時間の1/3ぐらいは，想定される質問を考え，それへの回答の準備にあてたい．

　発表では略したが聞かれそうな数字や，考察などの模範答案を用意しておく．どのようなテーマであっても想定される質問は「何が新しいのか」「どんな意味・示唆が得られたのか」「この知見の具体的活用方法は」などである．論文草稿を書いてあると，その考察が活きる．

　想定問答を，10〜20個作っておけば安心である．ドンピシャの質問

が出なくても，それなりの答えができるようになる．ただし，多数準備した場合には記憶するのも大変で，本番で緊張して思い出せないことも増える．せっかく準備した想定問答集から探し出すのに手間取らないよう，すぐに探し出せるように見出しなどをつけておく．

◆ 予行（演習）

大学院のゼミや職場で，学会発表の予行（演習，略して予演という人もいる）をするメリットは大きい．プレゼンについて，自分だけでは気づかなかった改善点を指摘してもらうことで，よりわかりやすいものになる．出された想定外の質問を問答集に加えることができ，より望ましい回答の仕方についても助言がもらえる．

学会発表の当日

学会発表当日にも，前準備と本番，事後にやるべきことがある．

◆ 当日の前準備

前夜に興奮して（あるいは遅くまで飲み歩いて）寝つけず，当日寝坊をして発表時間に遅刻してしまった人がいる．当日の朝，早めに起きてもう一度リハーサルすると，その心配は減る．

PC 受付でスライド試写をしてスライドの順番の間違いがないかなどをしっかり確認する．ここで見落とすと本番でパニックに陥る．文字化けやズレがないかもチェックする．

開始前の休憩時間などに，発表会場の下見をする．筆者にも，会場がわかりにくく辿り着くのに時間がかかって焦った経験がある．演台に上がって，照明，スライド送りのボタン，レーザーポインターの操

作法などを確認しておくと安心である．時計がある場合，その表示には，経過時間(数字が増えていく)と残り時間(数字が小さくなっていく)の両方がある．どちらか確認し，必要なら読み上げ原稿の時間のメモを修正しておく．

◆ 本番の注意

　国際学会などで英語に自信がないときには，座長に挨拶してその旨を告げておくと follow してくれる．会場には，遅くとも 2〜3 演題前には行く．まれに発表辞退者が出て繰り上がることもある．前の演者を観察して，照明，スライド送りの仕方，レーザーポインターの操作法などを再度確認する．前の演者が登壇したら，次演者席に座る．

　登壇するときには，読み上げ原稿と筆記具を忘れないようにする．始まってしまえば，あと 10 分もすれば解放される．緊張すると早口になりやすい．ゆっくり話すと(内心いかにドキドキしていても)落ち着いて見える．レーザーポインターを使うときは動かしすぎない．チラチラして見にくくなる．緊張してポインターが震えてしまうときには，ポインターを持つ腕を演台や自分の身体などにつける．

　質問の時間になったら，質問内容をメモする(そのために筆記具が要る)．「重要な点についてのご質問ありがとうございます」などと答え始めると余裕を感じさせる．十分な答えを思いつかないときには「○，□などが考えられます」などと，推測や仮説を述べてから「先生のご意見をご教示ください」と逆質問すると議論が深まる．

　質問の意味や意図がよくわからなかった場合，適当に答え始めて，質問からポイントがズレた答えをするよりも，「△△についてのご質問でしょうか？」と確認したほうがよい．長い発言をする質問者の場合，質問者の意見が入っていることが多く，なかには質問になっていないこともある．(特に国際学会では)「聞き取れませんでした．質問の要点をもう一度言ってください」などと返すとよい．時に質問者の発言にまとまりがなかっただけで，質問自体は簡単なものだと判明する

ことがある．質疑が苦痛な人にとっては，質問内容の確認をするとその分の時間が稼げるというメリットもある．

◆ 本番終了後

出た質問や指摘は控えておく．論文を仕上げたり，次の研究を進めるヒントになったりする．共同研究者や指導教員に後日報告できるように学会の印象や自分にとっての教訓などをまとめておくこともお勧めである．

📊 まとめ

「わかる」とは，共感できることである．筆者が考える「わかりやすいプレゼンのための 3 条件」は，①面白い，意義あることだから伝えたいという発表者の思い，②伝えたいことが伝わりやすいストーリーとして構成されていること，③初心者にもわかるように基本概念や知識の説明や具体例まで示されていることである．

いくつもの失敗を経験し，自分なりの教訓を蓄えることで上達する．今回紹介したことの多くも，筆者の失敗経験から学んだものである．

学会発表のためのチェックリスト

プレゼン資料

- ☐ 中身がわかるようなタイトルになっているか
- ☐ 読み取って欲しい所見がわかる一文は入っているか
- ☐ 情報や文字，色が多すぎないか
- ☐ 伝えたいポイントがわかりやすくなっているか
- ☐ 不要な文字をできるだけ減らしたか
- ☐ 色使いは適切か
- ☐ 初出の略語・略号にフルスペルを示したか
- ☐ 対象者数や単位，凡例など必要な情報は入っているか

読み上げ原稿

- ☐ 1分間あたり350字程度以内に抑えたか
- ☐ スライドのなかにある文章表現をそのまま使ったか
- ☐ 暗いなかでも見えるフォントサイズで印刷したか

リハーサル

- ☐ リハーサルをしたか
- ☐ 原稿をときどき見れば発表できるよう暗記したか
- ☐ スライドが読み上げ原稿と合っているのかを確認したか
- ☐ レーザーポインターを使う練習をしたか
- ☐ 読み上げ原稿に通過予定時間を入れたか

Q&A集づくりと予行演習

- ☐ 「何が新しいのか」「どんな意味・示唆が得られたのか」「この知見の具体的活用方法は」に答える原稿を用意したか
- ☐ 想定問答を10個以上作ったか
- ☐ 想定問答を記憶したか
- ☐ 想定問答集からすぐに探し出せるよう見出しなど工夫したか
- ☐ 予行演習はしたか

学会発表の当日

- ☐ 当日の朝にリハーサルをしたか
- ☐ PC受付でスライドの順番，文字化けやズレなど確認したか

- ☐ 発表会場の下見をしたか
- ☐ 演台のスライド送りのボタン，レーザーポインター，時計の表示など確認したか

本番の注意

- ☐ 座長に挨拶する
- ☐ 次演者席に座る
- ☐ 登壇時に，読み上げ原稿と筆記具を持つ
- ☐ ゆっくり話す
- ☐ レーザーポインターは動かしすぎず，震えないように
- ☐ 質問内容はメモする
- ☐ 質問がわからなかったら質問者に確認する

本番終了後

- ☐ 出た質問や指摘は控えたか
- ☐ 学会の印象や教訓などをまとめたか

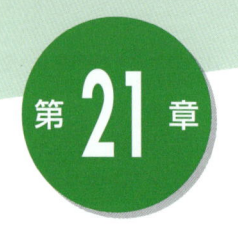

研究発表─論文発表

　初心者には学会発表だけでも大変だが，そこにとどまっていては研究者とはみなされない．高いハードルにみえるが，研究者を目指すのなら，原則として論文で発表する．第 21 章では，まず学会発表と論文の位置づけを確認する．その後，雑誌への論文投稿から査読を経て掲載に至る過程について取り上げる．

学会発表と論文の位置づけ

　学会発表では，後に残るのは数百字の抄録だけで，当日発表を見聞きした人以外には伝わらない．学会抄録が文献として引用されることは一般にはなく，後進からみると先行研究としては，ほとんど存在しないのと同じである．学術の進歩や社会に貢献する研究(者)を志すのであれば，学会発表だけでなく，論文の形で研究成果を残さなければならない．公刊されることで，初めて先行研究として引用されるようになる．だから研究者としての業績は，論文や書籍などの印刷され，公刊されたもので評価され，学会発表は「あって当たり前」「ないよりはマシ」程度という人もいる．

◆ 学会発表が論文より先とは限らない

　論文を書き始めるのは，学会発表の後と考えている人が多い(筆者

もそう思っていた）．しかし，多数の論文を発表しているアクティブな研究者たちが目指しているのは論文での発表であって，学会発表はおまけくらいに考えている．論文要旨を演題として登録してから，学会で発表するまでに数か月あるので，その間に論文草稿を書いて（なかには投稿もして）しまう人もいる．そうすることで，学会でのプレゼンがよいものになる，考察が深まり学会で発表の後に受ける質問への対策準備となる，学会までに投稿してしまうという「締め切り（を設定することで仕事が進む）効果」が期待できるなど，多くのメリットがある．

論文掲載までのプロセス

　雑誌への投稿から論文が掲載されるに至るには，①投稿雑誌の選定，②分野や投稿規定に合わせた原稿準備と投稿，③査読への対応と採択，④校正などのプロセスがある．

◆ 投稿雑誌の選定

　実際には，論文執筆後に投稿先を決めるのではなく，執筆前に，投稿雑誌を決める．そもそも和文誌か英文誌かで論文を書く言語が異なる．どの学術分野の雑誌かによって（査）読者の関心や共有されている専門知識が異なり，それに合わせて背景や考察の書き方まで違ってくるからである．

　例えば，日本語論文が掲載される雑誌（和文誌）なら日本人にとって常識であることは省けるが，英文誌の場合には日本の制度・事情の影響を受ける内容なら，その説明が不可欠になる．表現レベルでも，直訳では意味が通じず，わかりにくいことは珍しくない．リハビリテーション医学と脳卒中学，老年学など，隣接する学術分野においても，その分野の読者や関心，用語法に合わせて書き方を変えたほうがよい

ことが珍しくない.

　投稿先は，その研究のリサーチ・クエスチョンに関心を持ってくれる読者・編集委員が多いと思われる雑誌を選ぶ．誤った雑誌を選ぶと，投稿した翌日に「本誌の関心の範囲(scope)外」などと不採択(reject)の返事が来て，落ち込むことになる．同じリハビリテーション医学でも，神経生理学や運動学などの基礎研究から臨床研究，地域実践や社会医学的なものまで，いろいろな切り口がある．そのなかのどのテーマなのかによってふさわしい雑誌は異なってくる.

　具体的な考え方としては，自分の書いた論文原稿の文献欄をみて，多数引用している論文の掲載雑誌が有力候補になる．ただし，背景やメカニズムの考察で引用した論文でなく，リサーチ・クエスチョンが似ている引用文献が掲載されている雑誌である.

◆ 分野や投稿規定に合わせた原稿準備と投稿

　学術分野や雑誌によって，論文のスタイルは異なってくる．例えば，医学系に比べ，社会科学系では一般に，背景における先行研究の検討が丁寧で，前置きが長い．同じ学術分野でも雑誌によって，求められるスタイルが異なるので，掲載されている論文を参考にする.

　雑誌によって要旨や本文の最大字数や見出しについての指定，引用文献の表記法など，論文の執筆の仕方には多くの違いがある．それらは投稿規定に書かれている．投稿予定の雑誌の投稿規定をよく読み遵守する．投稿規定に合っていなければ，それを理由に差し戻されてしまうからである．編集者への手紙(cover letter)に，要旨よりも短く，論文の意義を書いて投稿する.

◆ 査読への対応と採択

　特集論文などの依頼論文でない投稿論文は，編集委員や査読者(reviewer)により掲載の可否が審査される．初回投稿の論文原稿のま

ま(一発)採択・受理(accept)されることは極めてまれである．だから一発採択にならなかったからといって落ち込む必要はない．

　投稿論文が多く採択率が低い雑誌になると，査読にすら回してもらえず不採択の連絡が来ることもある．「掲載を検討するに値する」と評価されると，査読者に回され，「修正後再審査(major revision)」「修正後掲載(minor revision)」「不採択(reject)」などの審査結果とともに，査読者のコメントが(多い雑誌では4人分も)送られてくる．

　よい査読者にあたると，見落としていた点や論理の飛躍，分析方法の問題点などについて，納得がいく指摘だけでなく改善策も示され，指摘事項に従って書き直すことで，よりよい論文になる．時に，理解不足や投稿者からみると，ないものねだりの理不尽な納得いかない指摘をされることもある．査読者間で意見が異なることもあるため1つの論文を複数の査読者が担当する場合が多く，その場合は，編集委員が，両者の意見を踏まえて最終判断を行う．

　再投稿時には指摘された1つひとつの点について，再掲し，それぞれについてどのように再分析や，追記，修正をしたのかを説明したカバーレターを添えて再投稿する．

　査読者のコメントのなかには，もっともだと思えるものが多いが，なかには「わかってない！」と反論したくなるものもある．そんなときでも，yes-but の原則で対応する．そのような無理解や誤解(？)をする読者がいるとわかったのだから「ご指摘はごもっとも．説明不足でした」(yes)と受け入れた後に，「しかし(but)……」と補足説明や事情を説明する．査読者も人の子，感情で動く．真っ向から反論してくる投稿者には，身構えてキツく対応し，指摘を受け入れた投稿者には「ヨシヨシ」と気持ちよく対応してくれる(ことが多い)．

　論文原稿の修正箇所にも(編集委員会から指示がある方法に従って)下線を引くなどし，1〜2か月以内などと指定されている期限以内に再投稿する．少なくて1回，場合によっては2〜3回の修正・再投稿を経て，晴れて採択される．

　採択されないと，誰でもめげる．が，早く立ち直って再投稿したい．

採択されなかった場合，3つの可能性がある．①投稿した雑誌の編集方針（読者の関心）に合っていない場合，②割り当てられた編集者・査読者との相性など運（？）が悪かった場合，③論文の出来が悪い場合である．①と②なら，投稿雑誌を変えることで採択される．それらに対し，③の場合には，さらに推敲して採択率がより高い雑誌に投稿することになる．

◆ 校正から出版まで

　掲載時期が近づくと，出版社から印刷用の原稿〔ゲラ（galley）あるいはプルーフ（proof）などと呼ばれる〕が送られてきて校正（proofreading, correction）を求められる．文章を大幅に修正することは認められない．語順を変える，表現を正確にする，誤字脱字の修正程度にとどめる．所属や謝辞，文献リストの巻・号・ページ数などに漏れがないことも確認する．所属が異動している場合には，採択されたときの所属とし，脚注などに「現○○病院」などと表記することが多い．

　インターネットやメールの普及に伴い，ネット上の専用システムやPDF ファイルで校正を求められることが増えている．校正には，表21-1 に示したような記号を用いる．

　査読プロセスを経て採択され出版されるには，早い雑誌でも数か月，なかには1年かかることもある．学位請求に論文が採択されていることが求められる大学院の場合には，遅くとも学位請求の年の春には投稿しないと間に合わないことを知っておくべきである．

📊 まとめ

　初心者にとっては，学会発表だけでも大変だが，さらに論文を書き上げ，投稿し，査読に耐えて修正し，採択されるまで，長い道のりが

表21-1　主な校正記号

文字の修正	研究入門	指示の取り消し	研究入門
2字以上の修正	研究調査の原稿	改行 改行取り消し	
文字の削除	研究の入門	拗音，発音， 添え字，下つき 文字など	イガクシヨイン
文字の挿入	研究報告	戻す	CO_2
文字の入れ替え	医学書院株式会社	大文字， 小文字の変更	big（BIG） SMALL（Small）

待っている．雑誌の採択率や人による受け止め方で幅は大きいが，論文が採択・掲載されるまでの道のりを10とすると，学会発表までに必要な時間やエネルギーは2〜4程度なのではないか．論文投稿で6〜8，その先の査読者とのやりとりに2〜4程度は覚悟しておいたほうがよい．

論文発表のためのチェックリスト

- ☐ 学会発表までに論文草稿を書いたり投稿したか
- ☐ 投稿雑誌を選定したか
- ☐ 投稿先に合わせた背景や考察の書き方にしたか
- ☐ 投稿規定を読んで遵守したか
- ☐ 投稿後にかかる時間を見込んで早めに投稿したか
- ☐ カバーレターをつけたか
- ☐ 編集者への手紙でコメントのすべてに答えたか
- ☐ 下線を引くなど，再投稿時の体裁を整えたか
- ☐ 採択されなかった場合，次のどれの可能性が高いか

  投稿した雑誌の編集方針．関心に合っていなかった→別の雑誌に再投稿

  編集者・査読者との相性などが悪かった→別の雑誌に再投稿

  論文の出来が悪かった→さらに推敲して再投稿

- ☐ 校正時に所属や謝辞，文献リストの巻・号・ページ数などに漏れがないか
- ☐ 標準的な校正記号を用いたか

第 4 部

研究に関わる
Q & A

第 22 章

研究を学べる場の条件

「指導者がいれば研究はできる」「研究方法がわかれば研究できる」という2つの誤解は多い．研究を学べる場であるためには，①「学びの共同体」があること，②「研究方法」だけでなく「研究の意義や価値(ゴール)」「研究遂行プロセス」までを学べる場であることの2条件が必要である．

寄せられた質問から

　本書のもとになった連載「集中講座 研究入門」(『総合リハビリテーション』誌第44巻1号～第45巻3号)の終盤で質問を募ったところ，研究について相談したり，研究方法について学べるところを教えて欲しいなどの質問が多数あった．例えば，「研究をしたいが，勤務する施設には研究指導をできる人がいない」「統計解析の本を何冊も買って独学で分析しているのですが，これでいいのか自信がありません」などである．また「研究をデザインし，測定し，解析して，論文を投稿後に，査読者に研究デザインの要修正点を指摘された」などの経験がある人たちから，「有料でもいいので，相談・指導を受けられるところはないでしょうか」などの質問も寄せられた．

「学びの共同体」が必要

　学会発表程度でいいのなら，（恥をかいても逃げれば平気という）度胸があれば独学でもできるだろう．しかし，論文として発表するレベルの研究となると，やはり指導者が必要である．独学で書かれた論文原稿の多くは，本書で示してきたチェックリストの多くの要件を満たしていない．そのために，雑誌などに掲載してもらえないからである．

　一方，指導者も自分の仕事や研究があり，暇ではない．初心者の側も，忙しそうな指導医や教授などの指導者には，「こんな初歩的なことは質問できない」と思うだろう．研究には，（ちょっと）先輩や仲間（同級生），そして後輩たちが，互いに支え高め合う「学びの共同体」が重要である．そこには「身近な指導者」と「仲間」としての役割がある．

◆ 身近な指導者

　例えば，統計解析や質的な研究方法について初歩的な質問をしたり，やり方を手取り足取り教えてくれたり，細かくチェックしてくれたりするのは，指導者（教員）でなく先輩や仲間である．先輩や仲間だって忙しい．しかし，教えるときに人は最もよく学ぶという．先輩や仲間はあなたに教えながら，自分がどこまでわかっていて，何がわかっていないのかに気づく．わかったつもりでいたのに，後輩から「なぜ○ではダメなんですか」などと質問されて，うまく説明できないことに焦り，（その場ではごまかしながら？）復習して学んでいる．だから，つきあってくれるのだ．先輩や仲間，そして後輩のありがたい役割の1つは，身近な「指導者」であることだ．

◆ 仲間

　もう1つの役割は，「仲間（peer）」である．これには少なくとも3つ

の恩恵がある.

1. 何度も学べる

　1つ目は，仲間がいるおかげで，何度も説明を聞いて復習でき，疑似体験をできることである．研究は本に書いてある知識だけではできない．だから本を何冊読んでも，それだけでは研究できるようにはならないのだ.

　研究方法を身につけ研究を遂行するには，①「聞いたことがある」⇒②「知っている（名称などを言える）」⇒③「わかっている（説明できる）」⇒④「体験したことがある」⇒⑤「うまくできる」⇒⑥「人を指導できる」などの6段階がある．だから1～2回説明を受けた程度では「できる」ようにはならない．指導者の側からみると，少なくとも1人に6回以上，同じことを繰り返して説明し，見せて，体験してもらう必要がある．指導する側にも「何度言ったらわかるの！」という言葉をグッと飲み込む忍耐力が必要なのだ．しかし，大学院生が10人いれば，1人の院生に対して1回説明するだけで，一緒にいる仲間たち10人が一緒に聞いたり「自分にも当てはまる」と疑似体験をしたりできる.

2. ピアレビュー

　2つ目は，ピアレビュー（peer review：仲間同士での批判的レビュー）の効果である．「傍目八目」（人の碁をわきから見ていると，打っている人より八目も先まで手が読める）といわれるように，第三者は当事者よりも情勢が客観的によく判断できる．自分の研究計画や論文草稿のアラに気づかない院生も，なぜか他の院生のアラはよくみえて鋭い批判を浴びせることができる．自分がピアレビューを担当して他の院生にフィードバックして修正して提出されたものを，指導者が添削指導するのを聞く．すると，自分がピアレビューで見落としていた点に気づくので学習効果が大きい．「他人の振り見て我が振り直す」ことができるのだ.

3. サポート

　3つ目は，いろいろな面でサポートしてくれることである．論文が掲載されるまでに，初心者なら普通2〜4年はかかる．最初は意欲に燃えていても，途中で少なくとも3回ぐらいはやめたくなる．なかには，「何十回もやめてやると思った」という修了生もいたくらいだ．そんなときに，一緒に頑張ろうと励ましてくれるありがたい存在が仲間である．その励ましに情感がこもっているのは，同じように暗中模索をしているからである．情緒面だけでなく，輪読会をすることで1人では読めない本を読めたりするのも，仲間のおかげである．

　また一般社会や臨床現場では「だいたい，そんな感じ」で許されている表現や取り組みに対して，研究の世界では，「その言葉の定義は」「論理が飛躍していないか」などと詰めて考え「その根拠は」「だから何（の意義があるのか）」などと批判的に考える．ある修了生が，職場で一目置かれるようになったが，（半分冗談で）「人としての可愛げがなくなった」と先輩から言われたというのもわかる．だから「職場では思い浮かんだ批判を心にとどめ，大学院に来たときに，思いっきり頭を使い，知的で緻密な論議を楽しんでいる」などと言った院生・修了生もいる．細部（しかし科学的に詰めるうえでは重要なところ）にこだわっている，世間からみたら「変わり者」の集団が研究者仲間の世界である．

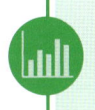

研究「方法」を知るだけでは研究はできない

　もう1つ，初心者に多いのが，「研究方法がわかれば研究ができる」という誤解である．よい研究にとって研究方法は，必要条件の一部にすぎない．もとになった連載の読者から「今までに読んだ研究方法のテキストなどと違う」という声が寄せられた．その理由は，「研究方法入門」や「採択される論文の書き方」など「手段（である研究方法や論文

の書き方）」にとどまらず，それによって実現されるべき「ゴール（目標）」である「研究の意義や価値」，研究の構成からデザインなど論文執筆の方法を越えたプロセスをも含んだ「研究の育て方」だったからではないか．

研究デザインや統計学や測定法などの研究方法は原著論文の見出しでいえば「対象と方法」にあたる部分である．それらは不可欠ではあるが，「対象と方法」（研究方法）とそれによって得られた「事実の記述」だけでは原著論文にはならない．それ以外に，「背景と目的」「考察」「結論」などが研究論文には必要である．そこでは，先行研究や得られた所見の批判的な吟味（交絡要因や逆の因果の検討），因果推論から臨床・実践・政策などへの示唆まで必要である．

もう1つ研究をやり抜く力を高めるには，やり抜くプロセスを間近でみるほうがよい．ところが，研究指導者の立場にあって，自らは研究をせず，教育指導に徹している人は意外に多い．そのような指導者からは，研究方法は学べるが，研究をやり抜くときに必要な試行錯誤のプロセスや，予想通り行かなかったときでも踏ん張る力，学びの共同体の作り方などは学べない．

以上，研究をやりきる力も含め「研究を学べる場」には，2つの必要条件がある．それは，①「学びの共同体」があること，そして②研究方法だけでなく，ゴールとプロセスを含む研究全体を指導でき，自ら研究をしていて「やり抜く力」や考え方を間近にみせてくれる指導者の存在だ．

大学院の勧め

この2つの条件を満たすところは，統計手法の講習会でもなく，研究成果を発表する学会でもない．研究会の一部は，そのような場になりうるが，それは研究成果だけでなく，研究のプロセスも共有して論

議できるような場合だけである．

　いただいた質問のなかに，「有料であっても学び，指導を受けられる場を知りたい」というものもあったが，それが真に大学院である．夜間大学院や通信制大学院など働きながら学べる大学院も増えている．そこには，「学びの共同体」もある．そして，研究方法にとどまらない，研究全体を教えられ，自ら研究を「やり抜く力」を発揮している指導者にも出会える場だからである．2年間の修士(master)課程では，指導を受けながらエビデンス作りを経験して，その大変さと楽しさを知り，リサーチマインドを身につけた高度専門職業人を育成する．言い換えればエビデンスを賢く使えるユーザーである．ユーザーにとどまらないでエビデンスを自ら作る研究者を目指すのなら，さらに博士(doctor)課程で3〜4年の修行が必要となる．博士(Ph. D. など)の学位は，その修行に耐えて研究力量を身につけた証，「研究者の世界への入場券」である．

第 23 章

臨床と研究の両立

「臨床・実践(以下，臨床)家が研究することの意義はどこにあるか」や「臨床と研究の両立に苦労している」「時間のやりくりの仕方」など臨床と研究の両立に関する質問も多かった．

臨床と研究のスペクトラム

臨床(家)と研究(者)は，明確に分けられ固定したものではない．「変動する範囲」や「連続体」を意味するスペクトラム(spectrum)と呼ぶべき面がある．研究者とみなされる大学教授でも，臨床系ならば，かなりの時間を臨床に割いている．一方で，昔は臨床医だったが，今は研究に専念しているという基礎系の研究者も少なくない．

その連続性を8段階で表現したのが，図 23-1 である．「(研究を知らない)臨床家」から，「リサーチマインドを持った臨床家」「臨床家として人前で語れる中身を持っていて研修会の講師などはできる(が，文章にまとめることは苦手な)人」は多く，「『自分の経験』を書ける臨床家」となると少ない．普遍性に強い関心を持つ研究者のなかにも臨床との両立にこだわる「臨床もでき(自分の経験にとどまらない)論文も書ける研究者」もいれば「臨床に役立つ研究をしている(が，臨床はさほどしていない)研究者」「臨床のことを知っている(が臨床はしていない)研究者」そして「(臨床を知らない)研究者」まで，いろいろなスタイルがある．

実践 　1．（研究を知らない）臨床家

　　　 2．リサーチマインドを持った臨床家

　　　 3．臨床家で研修会の講師ができる人

　　　 4．「自分の経験」を書ける臨床家

　　　 5．臨床もでき論文も書ける研究者

　　　 6．臨床に役立つ研究をしている研究者

　　　 7．臨床のことを知っている研究者

研究 　8．（臨床を知らない）研究者

図 23-1　臨床家と研究者のスペクトラム

 ## 臨床家が研究することの意義

　「臨床家が研究する意義」の１つは，図 23-1 の「（研究を知らない）臨床家」が「臨床もできる研究者」を目指す場合のものである．研究を知らない状態から，まずはリサーチマインドを持ち，やがて「自分の経験」を話せて，書けるようになり，そして研究をできるようになるためには，研究することが不可欠である．

　もう１つの意義は，臨床や実践上の疑問への答えを引き出すことにある．なんとなく臨床家よりも専門を深めた研究者のほうが偉いと思っている人がいるが，臨床や実践上の疑問への直接的な答えは，基礎研究からは得られない．臨床研究が不可欠である．そして第３章に書いたように臨床研究は，臨床家にしかできないのだ．

 ## 臨床と研究の両立のための
タイムマネジメント

　臨床だけでも，研究だけでも，時間がいくらあっても足りない．だ

から，両立を目指すとなると，一層時間が欲しくなり，タイムマネジメントへの関心が高くなる．

　タイムマネジメントに関する本を複数読んでみると，以下のような工夫が共通して書かれている．①仕事を細分化して細切れの時間を活用する，②やるべきことを毎朝・毎週など定期的に書き出して優先順位を考える，③時間の使い方を毎晩・毎週など定期的に振り返りやり方を変える，などである．

　これらの「工夫や方法」以外に，タイムマネジメントで重要な視点に，目的や目標の明確化がある．基礎研究をしたい場合には，臨床をしている時間は，「研究をできない（なくてもよい）時間」である．しかし，臨床研究をしたいのなら，臨床をする時間は「研究を進めるために必要な時間」に転化する．つまり，やりたい研究目的・目標によって，同じ臨床の時間が，ムダなものにも不可欠なものにもなる．

　限られている貴重な時間は，自分が目指すものを実現するために不可欠なことに割きたい．一方，（自分にとって）やらなくてもいいことはやめたい．それは目標達成には，不要なことだからである．

重要性と緊急性からみた優先順位

　タイムマネジメントにおける優先順位を考える図23-2を見て欲しい．重要性と緊急性が異なる4つの仕事があるとき，どの仕事を優先すべきかを考えるためのマトリックスである．誰でも，重要性も緊急性も高い1から着手し，最後にどちらも低い4をするだろう．選択や態度が分かれるのが，2番目に着手するのがアかイかである．

　やりたいことを実現する人は，イを優先するという．緊急性とは多くの場合，締め切りなど他者から与えられたものである．それよりも，自分のやりたいことにとって重要だが締め切りのないイを優先するように努力しなければ，自分の「なりたい人」にはなれない．アを選んで

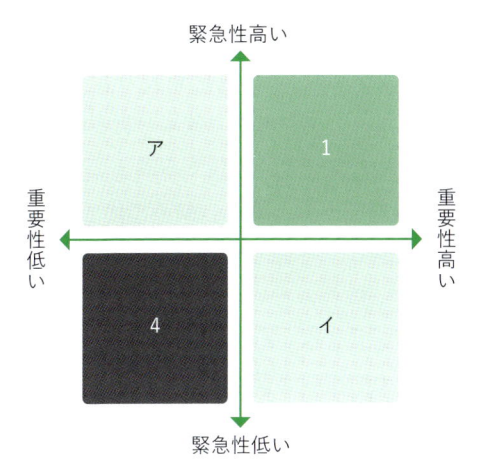

図 23-2　重要性と緊急性からみた優先順位

いる人は，自分にとって重要なことよりも周りからの期待を優先している「いい人」である．

　やるべきことをやり，やらなくてもよいことをしないためには，両者を区別しなければならない．それには，自分にとって重要なことを見極める必要がある．何が重要かは，その人が目指すもの，やりたいことによって異なってくる．だから自分が何をしたいのか，何を目指すのかを自覚する必要がある．

 ## ポートフォリオの勧め

　専門職や研究者になると，周りの助けを受けながらも，目標を設定するのも自分，育て（る方法を選択し），努力し励ますのも自分，評価するのも自分である．例えば，図 23-1 の 1〜8 のなかで，現在はどのスタイルか，それに満足しているか，これから目指したいのはどれか，その答えは本人のなかにしかない．

　それに気づく方法として，筆者が大学院生たちに勧めているのが，ポートフォリオ[1,2]（コラム43）の作成と発表である．ポートフォリオは，自分がしてきたことのプロセスや成果を肯定的に自己評価し，それらに通底する価値観に気づき，今後やるべきことや未来を描き，目標達成を支援するものである．筆者の勧めで作成し「その後，年1回ポートフォリオを見直し，短期的・中長期的課題を整理し達成すべき目標を決めています．成長のためには不可欠です」とメールしてきた修了生もいる．効果を感じる人が多いからこそ，研修医や看護師などの研修評価方法として広がってきているのだと思う．

> **コラム43　ポートフォリオ登場の背景**
>
> 　研究発表業績リストは客観的だが，それだけでは，専門外の人にはどれ程の成果なのかがわからない．わかりやすい論文数だけで評価すると，つまらない論文を量産する研究者が現れた．次いで専門家による査読を経た論文ほど価値が高いとされた．しかし，既成の枠組みに基づいて審査をしがちな査読者には，新しい概念や方法ほど，その意味が理解しがたいから査読を通らない．インパクトファクターなど質を含んだ評価指標の開発も試みられたが，研究者が多い学術分野ほど点数が高くなってしまい，分野を超えた比較はできないとわかってきた．また1編の原著論文の枠に収まらない大きなリサーチ・クエスチョンを扱う場合には数冊の書籍が必要になる．本の価値も（発行部数やタイトル）数だけで決まるものではない．結局，客観的な評価のみが恣意的でなくよい評価という考え方の限界がわかってきた．
>
> 　専門職の業績や能力など複雑なものはいくつかの量的指標だけでは測れない．そこで登場したのが，主観や実績の具体例を重視するポートフォリオを専門職評価や教員採用審査に使おうという動きである．主観的な「ものがたり（narrative）」や実際に達成した成果も併用して総合的に評価しようとするわけだ．その人が，なぜその選択・研究をしたのか，どんな動機や思いがあったのか，その結果何が達成されたのかがわかれば，専門外の人にも共感できたり，こんな医師・看護師に診て欲しいとか一緒に働きたいなどと評価したりできるのだ．

まとめ

　博士号とかけて「眉毛」あるいは「足の裏の米粒」と解く．その心は「ないと様にならないが，あっても役に立たない(眉毛)」「取らないと気持ち悪いが取っても食えない(足の裏の米粒)」とかつては言われた．最近では，大学などの教職につくには，博士の学位が必要とされる．

　大学院に進学し，研究を学ぶのは，本人がそこに価値や意味を見出すからである．研究のプロセスは楽しいことばかりではないが，壁を突き抜けたときの快感や達成感は，(少なくとも筆者にとって)他では得難いものである．よい研究は，質の高い臨床や健康長寿社会の実現のために必要で，普遍的な価値があるものである．研究をやってみようかなと，本書を手に取ってくださった人たちにも，長い暗闇を抜けたときの研究の快感を味わって欲しい．

文献

1) 鈴木敏恵：ポートフォリオ評価とコーチング手法―臨床研修・臨床実習の成功戦略！医学書院，2006
2) 鈴木敏恵：ポートフォリオとプロジェクト学習―看護師の実践力と課題解決力を実現する！　医学書院，2010

第 24 章

研究者の成長プロセス，ライフワーク

「博士課程まで進学すべきか」「臨床を 10 年やってきたが，今からでも研究者になれるか」「どうしたら優れた研究者になれるか」など，10 年スパンの質問，いわば人生相談も受けた．

研究の初心者から中級者，一人前の研究者となり，やがて研究者の世界でも評価されるレベルまで，研究者にも数十年にわたる成長プロセスがある．初心者からみると遠い先だが，研究者を目指すのか否か考えるために，その成長プロセスやライフワークについても知っておいたほうがよいだろう．そこで最終章では「研究者の成長プロセス」と「ライフワーク」を取り上げよう．いわば「研究者の育て方」である．

4 段階の成長プロセス

心理学者ダックワースによると，研究を含む何かを「やり抜く力」において，才能よりも努力が 2 倍重要である．そして，やり抜く力が強くなっていくプロセスには，①興味を持ち，②練習を重ね，③大きな目的をみつけ，④希望を見出すという 4 段階があるという[1]．

◆ 興味を持つ

　まずは面白いテーマをみつけ，その世界に足を踏み入れ楽しさを知る段階がある．その段階では，必死でうまくなりたいとは思っておらず，何年も先を見据えて将来の目標を考えたりしていない．やがて興味を本格的に掘り下げるには，時間もエネルギーも必要で，本書で紹介してきたような「お作法」も身につけなければならないと気づく．

◆ 練習を重ねる

　「もっと上手になりたい」と思うようになると，自分の力を上回る目標を設定し，弱点を知り，その克服のために練習を重ねる．ただし練習にも，やっても無駄な方法と効果的な方法とがある．効果的なのは「意図的な練習」である．それを促してくれるのがコーチなどの指導者である．いろいろな業界においてエキスパートになるには，平均でおよそ「10 年」「1 万時間」の研鑽が必要という．1 日 8 時間も専念できたとしても 1,250 日だから 6 年はかかる．修士課程の 2 年間に加え，3〜4 年間の博士課程を修了して取得する博士が「研究者の世界の入場券」などといわれるのは，研究のエキスパートの域に達している人がまれだからだろう．

◆ 大きな目的をみつける

　よい研究をするために，学ぶべきこと，やるべきことは圧倒的に多い．研究に必要な時間を生み出すためには，楽しいことや他の価値あることを諦めたりしなければならない．それでも長期間にわたり，やるべきことに取り組める人たちは，「この○○は，他の人々や社会にとっても重要だ」という大きな目的や価値に対する確信を持てた人である．だからこそ頑張れる．

◆ 希望を見出す

　研究は困難や不安を伴うものである．仮説を支持する結果が得られず途方に暮れるなど，先がみえない苦しさなども知る．研究を続けられるポストや研究費などが得られず，研究の道を断念する先輩の姿をみて，「研究が好き」だけでは，通用しない厳しい世界であることを知る．それでもやがて，立ち上がり克服する人たちは，苦しい日々の後には大きな喜びがあるという「希望」を見出し，何度でもやってみる「粘り強さ」を持っているという．

　これらを踏まえると「博士課程まで進学すべきか」への答えは，「研究者を目指すのであれば進学すべきだ．必要な『意図的な練習』を重ねるために」となる．「臨床を 10 年やってきたが，今からでも研究者になれるか」という質問への答えは，「今後 10 年間，1 万時間の練習に耐えてエキスパートの域に達すれば可能だ」となる．「どうしたら優れた研究者になれるか」に対する答えは「才能でなく努力を続ける『やり抜く力』次第」となる．

研究者のライフワーク

　研究で重視されるオリジナリティにも 7 種類あり（表 2-2, p.27），分野ごとに研究方法は異なる．だから研究者にもいろいろなスタイルがあり，平均的な姿などにあまり意味がなく，優劣をつけるのは必ずしも容易でない．それでも「優れた研究者」とみなされている人の多くは「ライフワーク」と呼ばれるような研究をしている．そんなテーマ，方法，成果には共通する特徴・水準などがありそうだ．

◆ テーマ

　新たな理論を着想し，十年とか二十年とかの時間をかけて，それを深めたり実証したりしていく．だから研究を始めるときには，そのテーマの重要性が気づかれていなかったり，大まかな概念だけで具体的内容や方法が確立していなかったり，論争があったりする．研究してもモノになるかどうかわからない．それでも，臨床や社会を大きく変える潜在力のあるテーマだと確信でき，「やり抜く力」[1]が発揮されるようなテーマである．

◆ 方法・プロセス

　理論・政策研究などでは個人研究のスタイルが多く，思考の成果は数冊の書籍にまとめられる．データによる実証研究では，チームでデータ収集をして論文を量産するプロジェクトを組織するスタイルが多い．魅力的な研究構想を練り，研究資金を獲得し，研究者を集めて育て，仮説検証に必要な研究方法を開発してデータを収集する．

　どのようなスタイルかにかかわらず，若い研究者を呼び込み育て，研究成果を学界や社会に還元し続ける．やがてその学術的・社会的インパクトの大きさが徐々に明らかになってくると，学会などのシンポジウムや雑誌などで，新しいテーマとして取り上げられるようになる．その価値が評価されるにつれて，ますます若い研究者が参入して，その分野の研究者層は厚くなっていく．

◆ 成果

　そのテーマに関心のある研究者が増えると新しい研究会や学会（のなかの分科会）ができる．やがて教科書に新しい項目として加えられたり，新しい教科書が創刊されたりする．それらの結果，①理論体系，②研究方法，③研究者集団，④次世代の担い手育成のためのテキスト

と場の４つが揃う．そうして，かつては存在しなかった研究領域が確立していく．その成果は社会にも波及し，新しい医薬品や機器として普及したり，臨床や政策で応用されるようになる．

　このような成果を数十年かけて生み出し，新しい知見にとどまらず，新しい学術・臨床領域を創造し社会や政策にイノベーション（革新）を起こすような研究は，領域やスタイルを超えて研究者のライフワークと呼ぶにふさわしいものだろう．

まとめ

　研究は，最初は面白いが，形にするのは苦しく，それでもがんばり続け（幸運に恵まれ）れば，やがて新しいモノを見出し，形にしたという達成感を味わえる．それは１本の学会発表でも，数十年単位でみた研究者のライフワークでも同じである．苦しくも楽しい自分の成長を感じられるプロセスである．

　そのプロセスは，剣道や茶道などの修業における「守」「破」「離」の３段階やニーチェによる精神の３段階の変化「ラクダ⇒ライオン⇒子供の時代」にも似ている．

　本書では，研究の面白さに気づいた人たちが，まず身につけなければならない研究の世界のお作法や型について書いてきた．そして最終章では，長期的な視点からライフワークについて取り上げた．「論文１本書くのも大変なのに……」と思った読者もいただろう．しかし，どんな研究者も初めての論文執筆では苦労したし，初めての研究がそのままライフワークになった人などまれだろう．「Think Big！」と大きく考え続けた人だけが，どこかの時点でライフワークに出会えるのだ．

文献
　1）アンジェラ・ダックワース：やり抜く力．ダイヤモンド社，2016

STROBE 声明（要旨）

　研究報告には，質が担保されていないものがある．報告が不十分だと研究の長短，一般化可能性（研究の結果を他の状況に適用できる程度）の評価が困難となる．そこで観察研究の報告の質を改善するために 2007 年に STROBE（Strengthening the Reporting of Observational Studies in Epidemiology）声明が作成された[1]．2009 年には日本語に訳された[2]．なお STROBE 声明は観察研究の報告方法の説明であり，研究をどのように進めるべきかを記載した文書ではない．STROBE 声明は表 1 のように 22 項目からなるチェックリスト（以下，list）で構成されている．22 項目のうち 18 項目は観察研究 3 つのデザイン（横断研究，コホート研究，ケース・コントロール研究）に共通し，残りの 4 項目はそれぞれの研究デザイン特有のものである．ここでは後者の 4 項目の説明を省いた 18 項目の要約を示す．

表 1　STROBE 声明の構成

節	共通項目	デザイン特有項目
タイトルと抄録	1 項目	
諸言	2 項目	
方法	7 項目	2 項目
結果	3 項目	2 項目
考察	4 項目	
その他	1 項目	
小計	18 項目	4 項目
合計	22 項目	

1. タイトル・抄録：list 1

• list 1：タイトル・抄録

　タイトルと抄録では研究デザインを読み取れるよう工夫する．抄録では構造化し，研究内容の主要な知見を要約することが重要である．標準的な構成は①リサーチ・クエスチョンの提示，②方法，③結果，④結論の順である．結果では統計学的に有意であったことを述べるだけでは不十分で，数値で主要な結果を記載する．

2. 諸言：list 2〜3

• list 2：背景

　諸言では研究を実施する理由を明確に述べる．具体的には①なぜこの研究を行ったのか，②本研究がどういった段階にあるのか，③何に焦点をあてているのか，④本研究で示すことと既知の知見との差異は何かを示す．また，最近の関連領域のシステマティック・レビューを引用することを推奨している．

• list 3：目的

　目的は具体的に記載すべきである．よい目的には対象者やアウトカム，評価内容まで記載されている．研究目的には具体的な仮説，もしくはその研究によって明らかにされるリサーチ・クエスチョンを記載する．

3. 方法：list 4〜12

　方法では実施された研究法が信頼性と妥当性のある結論を導くために適切かを判断するのに十分な記載をすべきである．

• list 4：研究デザイン

　まず研究の全体像を把握できるように方法の早い段階で研究デザインの主要な要素を記載する．

• list 5：セッティング

　次に，一般化可能性を評価できるようにセッティング(研究を実施したフィールドのことであり地域，1つの病院，全国など)や場所につ

いて記載する．いつ，どれほどの期間実施し追跡したかを記載する．さらには，具体的な日付まで示すことを推奨している．

- list 6：参加者（各種デザイン項目あり）

参加者の適格基準を記載する．年齢や性別，合併症などである．対象者がどのような集団であるか，選定（募集）方法も記載する．

- list 7：変数

研究で使用する変数すべてに明確な定義をすることが必要である．

- list 8：データ源

研究で扱う変数の測定法は信頼性や妥当性に大きく影響を与える．使用した測定法の信頼性や妥当性に関する研究を引用することは有用である．

- list 9：バイアス

バイアスを含んだ研究は真実とは系統的に偏った結果を導くため，研究計画の段階からバイアスの可能性を考慮すべきである．バイアスの有無だけでなく，その方向と大きさについても考慮する．

- list 10：サンプルサイズ

サンプルサイズの事前考慮は必須項目ではない．なぜなら最終的な解析結果の精度は，交絡要因の考慮などで精度の減弱が起こりうるからである．疫学研究では多くの場合，サンプルサイズの説明がなされていない．ただし適切な方法でサンプルサイズの検討を行った場合は報告する．

- list 11：量的変数

連続変数（年齢のように1，2…49，50歳と連続になっているもの）を分析の段階でカテゴリー化（例えば1〜10歳の群，11〜20歳の群など）することがある．その場合，なぜそのカテゴリー化をしたのか根拠を示すことが求められる．また，カテゴリー内の平均値や中央値を示すことを推奨している．

- list 12：統計・分析方法（各種デザイン項目あり）

知識のある読者が元データにアクセスすることができる場合，研究結果が検証できるほど十分詳細に記録する．変数選択の経緯や分析

方法を再現できるほど詳細に記録する．

4. 結果：list 13〜17

参加者の記述から始まり，主要な結果と副次的な解析結果を記述する．結果は事実を記載すべき場所であり，意見を述べる場所ではない．

- list 13：参加者

研究参加者の各段階における人数を示す．各段階で不参加となった理由や割合を示すことでバイアスが生じていないかなどの判断に役立つ．また参加者をフローチャート図によって示すことで複雑な文章を記載することなく，読者に理解が得られやすい．

- list 14：記述的データ(各種デザイン項目あり)

連続変数である記述データ(年齢など)は平均値と標準偏差を用いる．カテゴリー化された変数の場合はカテゴリー内の構成人数や割合を記述する．標準誤差や信頼区間といった推定に関する指標は参加者の記述には用いない．欠損データはバイアスを生じさせ，結果の一般化可能性に影響する．曝露，交絡，参加者の特徴ごとの欠損データ数を表や図などを用いて記載する．

- list 15：アウトカムデータ(各種デザイン項目あり)

主要な結果の前に記述データを提示する．

- list 16：主な結果

調整する前の推定値，交絡要因を調整後の推定値と交絡を調整した理由を明記する．連続変数をカテゴリー化した場合はその境界域の数字を明記する．場合によっては相対リスク(オッズ比やリスク比など)を絶対リスク(寄与危険)に換算することも重要である．

- list 17：他の解析

観察研究では主要な解析以外に副次的な解析(感度分析)が行われることも多い．副次的な解析結果も併せて記載する．

5. 考察：list 18〜21

考察においては，著者が発見したことの過大解釈がみられることが

指摘されている．著者が根拠のない推察や結果の過剰な解釈をすることは論理の飛躍であり読者を混乱させる．これらは考察を構造化することで予防できる．

- list 18：鍵となる結果

考察の初めの部分で研究の主要な発見と概要を述べる．こうすることで読者に主要な知見を思い起こさせ，著者の解釈が支持されているかどうかを評価する重要な指標となる．

- list 19：研究の限界

研究の限界を考察するときに著者は自分の研究を先行研究と比較し，妥当性，一般化可能性，精度という観点から比較するとよい．

- list 20：解釈

考察の中心部分となる．ここでは結果の過剰な解釈を避け客観的に考察することが重要となる．解釈で特に注意すべき点は，バイアスの考慮や交絡，感度分析の結果，および測定されなかった交絡要因についても考慮することである．また，本研究から得られた新たな結果が既存研究のエビデンスに与える影響を先行研究の知見を引用しながら述べていく．

- list 21：一般化可能性

研究結果の一般化可能性を議論する．一般化可能性があるかどうかは多くの場合，セッティング，参加者の特性，検討した曝露，評価結果に依存する．そのためこれらの情報を詳細に記録しそれを考察することが重要である．

6．その他：list 22

- list 22：研究の財源

研究の資金源と資金提供者の役割を記す．資金源と研究の結論の間に（研究資金源に都合のよい結果を導く）関連性が認められる場合があるからである．

文献

1) Vandenbroucke JP, von Elm E, Altman DG, et al：STROBE Initiative：Strengthening the Reporting of Observational Studies in Epidemiology(STROBE)：explanation and elaboration. Epidemiology 18(6)：805-835, 2007
2) 観察的疫学研究報告の質改善(STROBE)のための声明：解説と詳細.
https://www.strobe-statement.org/fileadmin/Strobe/uploads/translations/STROBE-Exp-JAPANESE.pdf(2018 年 5 月 30 日アクセス)

あとがき　私のポートフォリオ

　ポートフォリオとは，主な実績(成果)リストから，背景にある共通する思いや価値観，得意なスタイルを引き出し，今後取り組むべき課題などを自己評価・分析し，他者と共有するためのものである．

　その重要性と作成を推奨した本書(第23章)の原稿を読んだ大学院生などから，具体例が欲しい，筆者のポートフォリオを読んでみたいと言われてしまった．照れくさいが，私のポートフォリオとして，5つの実績と，それらを貫く思い，今後やりたいことを，あとがきに代えて書くことにした．アカデミック・ポートフォリオは，通常，研究・教育・社会貢献の3つの側面，略歴・文献リスト〔https://www.jages.net(2018年8月27日アクセス)および https://katsunorikondo.wixsite.com/webpage(2018年8月27日アクセス)参照〕などで構成されるが，すべてを書くと長くなるので，そのうちの研究部分にとどめたものである．

◆ 主な実績

1. 実装研究としての日本老年学的評価研究
（Japan Gerontological Evaluation Study：JAGES）

　健康長寿社会を目指した予防政策の科学的な基盤づくりを目的とし，心理社会的要因を重視した学際的な研究プロジェクトである．1999年に2市町との共同研究として立ち上げ，3〜4年ごとに調査を繰り返し，2016/17年には全国41市町村の約20万人，累積で50万人の高齢者にご回答いただいた．50人を超える研究者や院生が参加している．

　その特徴は，大規模データを活用した横断・縦断研究に加え，地域参加型研究(Community-Based Participatory Research：CBPR)，地域

マネジメント支援のための「見える化」システムの開発研究など社会実装にも取り組み，国や市町村の介護予防政策に科学的基盤を提供してきたことである．350 編を超える論文，多数の書籍や 50 近い学術賞などの学術的成果に加え，複数の省庁のガイドラインやメディアを通じて社会に還元をしてきた．

　20 年にわたり政策への knowledge translation を継続している実装研究（コラム 9，p.35）は珍しいとして，主な成果（次項参照）を生み出した運営方法に関する報告書が WHO から近く出版される（p.40，文献 5)）．

2. 「健康の社会的決定要因」に関する社会疫学研究

　平等な国とみなされていた日本も「健康格差社会」になっていると早期警告を発し，「ソーシャル・キャピタル」や社会的な対応の重要性を『健康格差社会―何が心と健康を蝕むのか』（医学書院，2005）にまとめ，同書で社会政策学会賞（奨励賞）を受賞した．医学文献データベース（医中誌 web）で検索すると，この「2 つの言葉」を日本で初めて使ったのは私たちのグループらしい．「逆の因果ではないのか」「格差縮小は重要だが困難だ」などの疑問や批判にさらされたが，やがて『健康日本 21（第 2 次）』（厚生労働省，2013〜2022）で「健康格差の縮小」が基本的方向に掲げられ，厚生労働白書でも「ソーシャル・キャピタル」という言葉が使われるようになった．

　ソーシャル・キャピタルを豊かにする地域介入研究で要介護認定率が半減することなどを報告し，ハイリスク者に限定したものから地域づくりへと介護予防政策の重点がシフトする根拠の 1 つを提供した．また偶然にも東日本大震災で被災した岩沼市で被災前の全高齢者のソーシャル・キャピタルを測定していたことから，世界でも希有な自然実験デザイン研究が可能だとして，米国の国立衛生研究所（National Institute of Health：NIH）から研究助成を得た．それによってソーシャル・キャピタルが豊かだった地域では心的外傷後ストレス障害（Post Traumatic Stress Disorder：PTSD）が少ないなどの健康保護効果を明らかにした．

3. 医療・介護・社会政策研究

　英国への留学体験(2000〜2001年)から「日本でも医療崩壊が起きか
ねない」と危倶し『「医療費抑制の時代」を超えて―イギリスの医療・福
祉改革』(医学書院，2004)を出版した．もっと医療費抑制すべきとい
う声が主流だった時代だったので，話題になり増刷された．その危倶
は2006年頃から顕在化し，厚生労働省が設置した高齢者医療制度改
革会議の委員となる契機となった．その後『「医療クライシス」を超え
て―イギリスと日本の医療・介護のゆくえ』(医学書院，2012)も出版
し，地域包括ケア研究会や地域共生社会研究会の委員となった．健康
格差対策に必要となる社会政策について『健康格差社会への処方箋』
(医学書院，2017)にまとめた．

4. 医療・福祉マネジメント研究

　研究職としては遅いスタートを切る前，私は14年間(1983〜1997
年)臨床医をしていた．二木立先生(前日本福祉大学学長)のもとで早
期リハビリテーションと研究を学び，千葉県で4人目のリハビリテー
ション科専門医になった．1980年代には，リハビリテーションといえば
温泉地にある病院でするのがまだ主流で，早期離床は慎重にすべきか
推進すべきかという論争が1997年になっても『Journal of CLINICAL
REHABILITATION』誌(1月号，医歯薬出版)で特集されているよう
な状況であった．私は，早期離床推進の立場からその必要性や安全性
などを特集論文に書いた．私が早期リハビリテーションを学び，取り
組み始めて20年ほど経って，5学会合同委員会が出した『脳卒中治療
ガイドライン2004(最新版は追補2017)』では「十分なリスク管理のも
とでできるだけ発症早期から積極的なリハビリテーションを行うこと
が強く勧められる」ようになった．そこには，私の臨床医時代の研究
論文が2編引用されている．市中病院での臨床研究や実践経験をまと
めた『脳卒中リハビリテーション―早期リハからケアマネジメントま
で』(共編著，医歯薬出版，2000)は2013年に第3版が出版されてい
る．また，『総合リハビリテーション』誌(医学書院)の編集委員を10年

間務めさせてもらった．本書は，同誌での連載をもとにまとめたものである．

　日本福祉大学に転じて以降，終末期ケアの研究にも取り組み，『高齢者の終末期ケア―ケアの質を高める 4 条件とケアマネジメント・ツール』（共編著，中央法規出版，2010）など 2 冊の書籍にまとめた．加えて，臨床からチーム，政策までを対象にまとめた『医療・福祉マネジメント―福祉社会開発に向けて』（ミネルヴァ書房，2007）は，2017 年に第 3 版が出版されている．

5. マニュアル 3 部作―出版後 30 周年を迎えた当直医マニュアル

　私が大学を卒業した 1983 年当時，夜間救急医療を支える市中病院の当直医のかなりの部分は大学病院からの若い非常勤医師が担っていた．しかし現場で使えるマニュアルもなかった．卒業後，救急車の受け入れ台数が千葉市内で最も多く，ローテート研修も受けられた市中病院で初期研修を始めていた私は，「第一線医療の現場で役立つ実践的マニュアル」として『当直医マニュアル』（共編著，医歯薬出版，1988）と『プライマリケアマニュアル』（共編著，医歯薬出版，1990，2005 年から『外来医マニュアル』）を企画・出版した．当初「cook book（料理の作り方の解説書）みたいなマニュアルで医療ができるか」などと批判もされた．そこで，約 50 人の執筆陣を集め 1,000 頁を超える『臨床医マニュアル』（共編著，医歯薬出版，2000）も出版した．その後，マニュアル 3 部作は，いずれも改訂を重ね，『当直医マニュアル』は 2018 年版で出版 30 周年，累積発行部数は約 30 万部になった．

◆ 貫く思い―前例は（少）ないが価値のあるものを形にしたい

　プライマリケアから，臨床・政策・疫学研究まで，一見まとまりがないようにみえるが，私のなかには「日本の医療をよくしたい」という一貫した思いがあった．その原点は，当時の医療課題の 1 つであった無医村に飛び込み地域保健や僻地医療に身を捧げ，49 歳で他界した父

の背中である〔詳しくは yomiDr. 編集長インタビュー「父が背中で教えてくれたこと」:https://yomidr.yomiuri.co.jp/article/20151109-OYTEW 55306/(2018 年 8 月 27 日アクセス)参照〕．医学部に入学してみると，医学に関する授業ばかりで，社会で指摘されている医療問題が取り上げられることはないに等しかった．「なければ自分たちで考えよう」という医学生が集まる「全国医学生ゼミナール」に出会い，1981 年には約 1,500 人の学生が集まった千葉医ゼミを現地実行委員長として体験させてもらった．そのなかで「10〜20 年後にあるべき姿を語り仲間を集めれば道は開ける」という大した根拠のない自信を身につけた．

　高齢化が進めば治療中心の医学では限界がきて，プライマリケアや予防，リハビリテーション，終末期ケア(今なら「地域包括ケア」)などのニーズが高まる．であれば，卒業後いきなり専門分化した医学を学ぶより，主な診療科を回るローテート研修をすべきだと考えた．当時は，同級生の 9 割が大学病院に残る時代だったから不安はあった．が，プライマリケアを担い，その時代の医療課題に取り組んだ父の背中を追うのなら，大学病院よりは現場で揉まれるべきだと踏み切った．それはローテート研修が当たり前になる 2004 年臨床研修必須化の 21 年前のことであった．

　学生時代からローテートによるプライマリケア研修，早期リハビリテーションや終末期ケアなどのマネジメント，社会福祉学部への転職，医療・介護・社会政策，健康格差などの社会疫学，学際的な評価研究まで，いずれも主流の医学(研究)とはいいがたい．「実践や政策における問題解決志向の学際的な実装研究」に価値を感じ，その時点では歩む人が少ない裏道ばかり選んできた．その分，不安や批判にさらされ，無視もされたりしたが，やりがいのほうが勝っていた．どうやらこれらが私が価値を感じるもので，好みのスタイルらしい．

　踏ん張り続けていると，やがて「10〜20 年後を先取りしていた」と認めてもらえる幸運に恵まれた．その過程では，社会的な意義，新規性，そして実現可能性(第 2 章)を繰り返し吟味してテーマを設定したプロセスが，自らの仮説や推論を検証するのに役だった．成果を論文

や書籍にまとめて発表し続けることで，徐々に支持してくださる人が増えた．それらの経験のなかで得た「前例は（少）ないが価値のあるものを形にする」というゴールとそこに至るプロセスを「見える化」して，多くの人に伝えたいとまとめたのが本書である．

◆ 今後やりたいこと

　駆け出し当時，必ずしも研究（だけ）をやりたかった訳でもなく，「10〜20 年後にあるべき姿を語り仲間を集めれば道は開ける」と信じ，「実践や政策における問題解決志向の学際的な実装研究」に取り組んで来た私が，今後やるべきことは何か．1 つは，研究から教育への重点シフトだろう．それが，学術書や論文を後回しにして，この本を書いた動機である．

　もう 1 つは，学術的な立場から健康長寿・地域共生社会づくりに，より直接的に貢献することである．20 年を超える研究のなかで感じるようになったのは，研究や執筆だけでは健康長寿・地域共生社会づくりは思ったほど進まないこと，超高齢化と人口減少が加速する日本社会が直面する課題解決のために残された時間はさほど多くないことである．

　そんなときに「コレクティブ・インパクト」という言葉を知った．それは，住民・NPO，行政，産業界，メディア，学術など異なる部門の主体が，共通のゴールを掲げ，社会的課題の解決に取り組むアプローチである．単独組織・個人で取り組むのに比べ，時間はかかるが，実際に社会変革を起こせる可能性がある．そして，その成功条件の 1 つが，関係者に共有された評価システムだという．

　評価が得意なのは学術部門だろう．暮らしているだけで健康になる「ゼロ次予防」を目指す社会の設計（デザイン）と運営支援，ビッグデータ・人工知能（Artificial Intelligence：AI）なども駆使した第三者評価と「見える化」，そしてそれらを担える人材育成に，学術的な立場から取り組む主体が必要な時代が近づいているのではないか．これが，私の次なる仮説である．それを検証するために，2018 年に一般社団法人

日本老年学的評価研究機構を設立した．さっそく厚生労働省から地域共生社会づくりに向けた事業を受託し，市町村・企業へのコンサルティング，NHK との AI を用いた共同研究などを始めた．その成果は，10月にも NHK スペシャルで 2018 年 10 月 13 日放映される．これらの仮説が正しかったかどうかは 10〜20 年後にはわかるだろう．一緒に取り組んでくださる方がいたら大歓迎である．

◆ 謝辞

　研究も教育も，1 人ではできない．本書ができるまでに，本当に多くの人たちにお世話になった．院生たちが提出してくる研究計画書や論文草稿，投げかけられた質問は，「よい研究とは」「わかりやすい論文・文章とは」をはじめ，本書で答えようとした多くのリサーチ・クエスチョンを私に与えてくれた．それに対し，いろいろな説明の仕方を試み，そのなかで院生から「今日の説明でわかりました」などと評価され検証済みの説明がこの本には詰まっている．また，私の指導医（者）であった二木立先生から教えられたこと（二木立『医療経済・政策学の視点と研究方法』『福祉教育はいかにあるべきか』ともに勁草書房参照）も，この本には一杯詰まっている．院生，二木先生，一緒に院生指導をしてくれた特任助教や研究員，共同研究者に感謝します．

　研究費に恵まれたことも，自ら研究を続け，優れた研究とは何かを考え続けるうえで不可欠であった．現在助成を受けている科学研究費補助金基盤研究 A(15H01972)，厚生労働科学研究費補助金(H30-循環器等−一般-004，H28-長寿−一般-002)，日本医療研究開発機構(AMED)，国立長寿医療研究センター長寿医療研究開発費，国立精神・神経医療研究センター精神保健研究所自殺総合対策推進センター革新的自殺研究推進プログラムをはじめとする多くの研究助成なしには，この本は生まれなかった．記して感謝します．

　2018 年 8 月

　　　　　　　　　　　　　　　　　　　　　　近藤　克則

索引

チェックリスト一覧